Botulinumtoxin in der Augenheilkunde

UNI-MED

UNI-MED Verlag AG
Bremen - London - Boston

Wabbels, Bettina:
Botulinumtoxin in der Augenheilkunde /Bettina Wabbels.-
1. Auflage - Bremen: UNI-MED, 2023
(UNI-MED SCIENCE)
ISBN 978-3-8374-2448-5

Printed in Europe

Die Erkenntnisse der Medizin unterliegen einem ständigen Wandel durch Forschung und klinische Erfahrungen. Die Autoren dieses Werkes haben große Sorgfalt darauf verwendet, dass die gemachten Angaben dem derzeitigen Wissensstand entsprechen. Das entbindet den Benutzer aber nicht von der Verpflichtung, seine Diagnostik und Therapie in eigener Verantwortung zu bestimmen.

Geschützte Warennamen (Warenzeichen) werden nicht besonders kenntlich gemacht. Aus dem Fehlen eines solchen Hinweises kann also nicht geschlossen werden, dass es sich um einen freien Warennamen handele.

In der Reihe UNI-MED SCIENCE werden aktuelle Forschungsergebnisse zur Diagnostik und Therapie wichtiger Erkrankungen "state of the art" dargestellt. Die Publikationen zeichnen sich durch höchste wissenschaftliche Kompetenz und anspruchsvolle Präsentation aus. Die Autoren sind Meinungsbildner auf ihren Fachgebieten.

Der Verlag dankt der Firma Merz Therapeutics GmbH für die Unterstützung der Produktion dieser Auflage. Der Verlag versichert, dass der Industriepartner keinerlei Einflussnahme auf den Inhalt des Buches, insbesondere auch nicht auf Therapieempfehlungen, nehmen konnte.

Hinweise:

In diesem Buch stehen die geschlechtsneutralen Begriffe für Personen wie "Patient(en)" und andere (außer bei eindeutiger Geschlechtsdifferenzierung) bei ihrer Verwendung stets gleichbedeutend für alle Patienten und andere (m/w/d)

Die Begriffe "Botulinumtoxin" und "Botulinumneurotoxin" (Abkürzung "BoNT") werden in der Regel synonym gebraucht. In diesem Buch wird aus Gründen der besseren Lesbarkeit einheitlich der Begriff „Botulinumtoxin" verwendet, der auch in der Literatur häufiger benutzt wird.

Vorwort und Danksagung

Botulinumtoxin ist aus der Behandlung vieler Erkrankungen im Augen- und Gesichtsbereich wie dem essentiellen Blepharospasmus, dem Spasmus hemifacialis oder den Synkinesien nach Fazialisparese nicht mehr wegzudenken und ständig kommen neue Anwendungsgebiete wie die Lidretraktionen bei endokriner Orbitopathie oder der Einsatz zur verbesserten Wundheilung hinzu. Dieses Buch stellt den aktuellen Stand der Therapie mit Botulinumtoxin sehr praxisbezogen und umsetzbar dar, geht aber auch auf die Hintergründe und alternativen Therapiekonzepte ein und nennt weiterführende Literatur. Durch seine kompakte Form bietet das Buch die Möglichkeit zum konkreten Nachschlagen bei praktischer Anwendung, eignet sich aber auch dazu, sich schnell einen Überblick über die verschiedenen Indikationen zu verschaffen.

Das vorliegende Buch richtet sich daher sowohl an Augenärzte und Neurologen, die neu mit der medizinischen Anwendung von Botulinumtoxin im Augen- und Gesichtsbereich beginnen als auch an erfahrene Anwender, die ihre Injektionstechniken optimieren oder neue Anwendungsbereiche kennenlernen möchten. Aber auch Augenärzte und Neurologen, die (noch) nicht selbst diese Patienten behandeln, werden durch dieses Buch erfahren, welche Therapien bei ihren Patienten möglich sind.

Ich möchte mich an dieser Stelle bei allen Mit-Autoren bedanken, die durch ihre Beiträge dieses Buch zu etwas ganz Besonderem machen: Alle Autoren haben den Schwerpunkt auf praxisnahe Erklärungen gelegt und geben viele ihrer besten und erprobten Tipps und Tricks weiter, die es den Lesern und Leserinnen erleichtern sollen, die Botulinumtoxin-Anwendungen bei ihren Patienten durchzuführen bzw. zu optimieren.

Ein besonderer Dank gilt meinem Vorgänger Prof. Dr. Peter Roggenkämper, der nach einem Aufenthalt bei Alan Scott in den USA das Potenzial dieses neuen Medikaments erkannt hat und bereits seit Anfang der 1980er Jahre an der Bonner Universitäts-Augenklinik eine der größten Sprechstunden zur Anwendung von Botulinumtoxin aufgebaut hat. Ich bin froh, dass ich auf seine Arbeit aufbauen konnte und freue mich, dass wir zahlreiche erfolgreiche Forschungsprojekte gemeinsam durchführen konnten.

Mein Dank gilt auch dem ganzen Team der Bonner Orthoptik und Neuro-Ophthalmologie und natürlich auch den vielen Patienten, die bereitwillig bei Fortbildungsveranstaltungen und Studien mitwirken.

Mein allergrößter Dank geht aber an meine Familie, meinen Ehemann und meine beiden wunderbaren Kinder Victor und Nicolas für ihre immerwährende Unterstützung und für ihren Humor.

Bonn, im Mai 2023 — *Bettina Wabbels*

Autoren

Herausgeberin

Prof. Dr. med. Bettina Wabbels, FEBO
Leitung Orthoptik und Neuroophthalmologie
Klinik für Augenheilkunde
Universitätsklinikum Bonn
Ernst-Abbe-Straße 2
53127 Bonn

Kap. 3., 6., 7., 10., 12.

Co-Autoren

Dr. med. Andrea Höck
Klinik für Augenheilkunde
Universitätsklinikum Bonn
Ernst-Abbe-Straße 2
53127 Bonn

Kap. 9.

Prof. Dr. med. Ines M. Lanzl
Augenklinik der TU München
Ismaninger Str. 22
81675 München

und

Chiemsee Augen Tagesklinik
Geigelsteinstraße 26
83209 Prien

Kap. 11.

Prof. Dr. med. Rainer Laskawi
Klinik für Hals-Nasen-Ohrenheilkunde
Universitätsmedizin Göttingen
Robert-Koch-Straße 40
37075 Göttingen

Kap. 4., 5.

Dr. med. Philipp Thomas Möller, FEBO
Klinik für Augenheilkunde
Universitätsklinikum Bonn
Ernst-Abbe-Straße 2
53127 Bonn

Kap. 2.

Dr. med. Shabnam Shahpasand
Klinik für Hals-Nasen-Ohrenheilkunde
Universitätsmedizin Göttingen
Robert-Koch-Straße 40
37075 Göttingen

Kap. 4., 5.

Katharina Wall
Klinik für Augenheilkunde
Universitätsklinikum Bonn
Ernst-Abbe-Straße 2
53127 Bonn

Kap. 1., 8.

Inhaltsverzeichnis

1. Einleitung

1.1. Botulinumtoxin – Definition und Struktur

1.1.1. Was ist Botulinumtoxin?

Botulinumtoxin ist ein neurotoxisch wirksames Eiweiß, welches die Signalübertragung an der motorischen Endplatte hemmt. Es wird von dem Bakterium *Clostridium botulinum* unter anaeroben Bedingungen gebildet und ausgeschieden. Es gehört somit zu den Exotoxinen.

Clostridium botulinum ist ein gram-positives, stäbchenförmiges, endosporenbildendes Bakterium aus der Familie der *Clostridiaceae* (☞ Abb. 1.1). Es ist gegenüber Sauerstoff deutlich resistent, obwohl es sich um ein anaerobes Bakterium handelt.

Das bereits bekannte Krankheitsbild des Botulismus war namensgebend bei Entdeckung des Bakteriums. Es wird von dem lateinischen Wort *botulus* "Wurst" abgeleitet, da der Botulismus häufig durch kontaminierte Wurstkonserven verursacht wurde (Kanski 2012; Schantz und Johnson 1992).

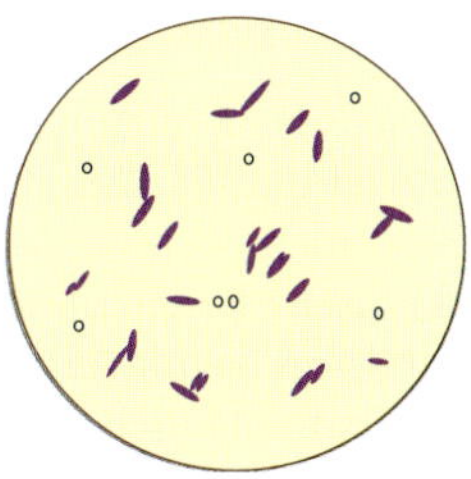

Abb. 1.1: Schema eines *Clostridium botulinum*-Stamms.

1.1.2. Struktur des Botulinumtoxins

Die Molekülstruktur des Botulinumtoxins besteht aus einer leichten Kette (50 kD) sowie einer schweren Kette (100 kD). Beide Teile sind durch eine Disulfidbrücke miteinander verbunden und bilden zusammen das wirksame Neurotoxin (☞ Abb. 1.2). Die leichte Kette ist der eigentlich paralytisch wirkende Teil, die schwere Kette des Moleküls ist für die Verbindung mit der präsynaptischen Membran der Nervenzelle verantwortlich und ermöglicht ein Eindringen in die Präsynapse. Die Disulfidbrücke ist dabei essenziell für die Wirkung des Toxins.

Das Bakterium scheidet einen Proteinkomplex aus (900 kD), der aus den beiden Ketten des Neurotoxins (150 kD), Hämagglutininen und nicht-toxischen Proteinen besteht. Dieser Komplex schützt das Botulinumtoxin vor dem proteolytischen Abbau durch die Magensäure im Verdauungstrakt.

Für die Herstellung von Xeomin® konnten die begleitenden Komplexproteine während des Herstellungsprozesses entfernt werden, so dass es sich dabei um das reine Botulinumtoxin handelt. Andere Präparate enthalten verschiedene Komplexproteine, so dass deren Molekulargewicht höher ist (Troung et al. 2014).

Immunologisch werden die Neurotoxin-Subtypen A, B, C_{1-3}, D, E, F und G unterteilt. Dabei hat der Subtyp A die höchste Toxizität und wird in der Medizin überwiegend verwendet. Typ B wird nur selten in der Medizin verwendet. Die anderen Subtypen sind medizinisch nicht relevant (Chen et al. 1998).

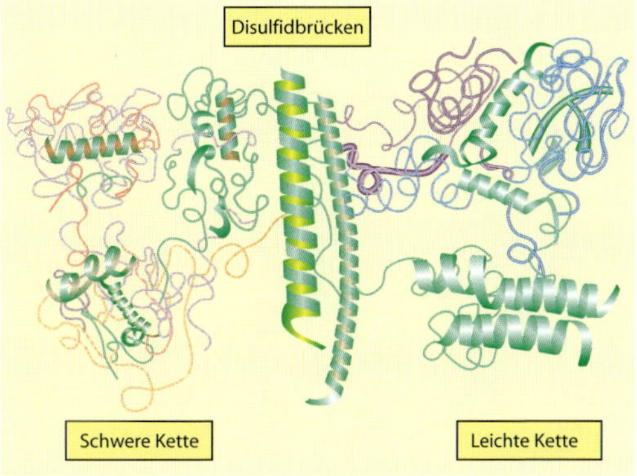

Abb. 1.2: Aufbau eines Botulinumtoxin-Moleküls.

1.2. Die motorische Endplatte

1.2.1. Signalübertragung an der motorischen Endplatte

Die motorische Endplatte ist der Ort der Signalübertragung eines neuronalen Reizes, ausgehend vom Axon des Neurons zur motorischen Endplatte der Muskelzelle. Dieser Bereich wird auch als neuromotorische Synapse bezeichnet (☞ Abb. 1.3). Es handelt sich immer um Skelettmuskeln, da an glatten Muskelzellen (z.B. des Darms) keine Signalübertragung über die motorische Endplatte stattfindet.

Die Aktionspotenziale, die an der Präsynapse eines efferenten Nerven ankommen, lösen die Öffnung spannungsgesteuerter Calciumkanäle (Ca^{2+}) aus. Calcium bewirkt die Mobilisierung Acetylcholin-gefüllter Vesikel im synaptischen Endknöpfchen. Es folgt eine Bewegung der Vesikel in Richtung der präsynaptischen Membran mit anschließender Vesikelfusion. Acetylcholin wird in den synaptischen Spalt freigesetzt und entfaltet im Anschluss seine Wirkung an den inotropen Acetylcholin-Rezeptoren des Muskels.

Die Acetylcholin-Rezeptoren der motorischen Endplatte sind unspezifische Kationen-Kanäle und bewirken bei Öffnung eine Depolarisation der Muskelzelle. Dabei spielt vor allem der Einstrom von Natrium eine maßgebliche Rolle. Dieser Mechanismus löst das sogenannte Endplattenpotenzial aus. Dieses ermöglicht die Ausbreitung des Signals über die gesamte Muskelzelle und löst folglich eine Kontraktion aus.

Nachdem das Endplattenpotenzial ausgelöst wurde, befindet sich das Acetylcholin ungebunden im synaptischen Spalt und wird durch die Acetylcholinesterase in Acetyl und Cholin hydrolisiert. Anschließend wird es wieder in die Präsynapse aufgenommen und wiederverwertet (Schmidt 2006).

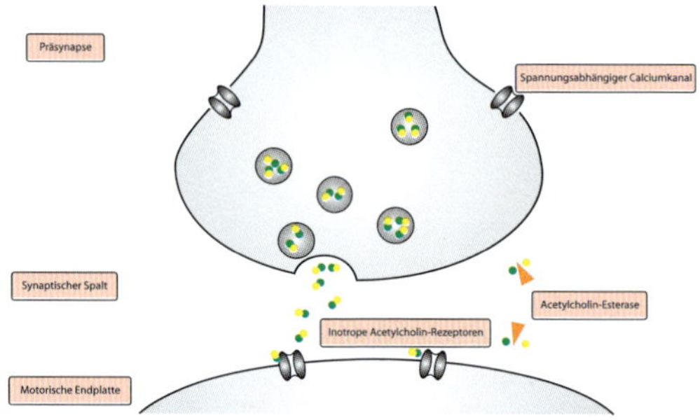

Abb. 1.3: Signalübertragung an der motorischen Endplatte.

1.3. Wirkung von Botulinumtoxin

Botulinumtoxin entfaltet seine Wirkung in der Präsynapse. Es spaltet das Protein SNAP-25 (synaptosomal-associated protein 25 kDa), welches für die Freisetzung von Acetylcholin aus den präsynaptischen Vesikeln maßgeblich ist. Durch die Inaktivierung von SNAP-25 wird die Exozytose der Acetylcholin-gefüllten Vesikel inhibiert und eine Weiterleitung des neuronalen Signals an die quergestreifte Muskelzelle ist nicht mehr möglich.

Folglich inhibiert Botulinumtoxin die Kontraktion von Skelettmuskelzellen. Dies ist jedoch auch abhängig von der eingesetzten Dosis. Durch Bestimmung der Menge kann der Effekt zwischen einer leichten Bewegungseinschränkung bis hin zur vollständigen Muskelparese variieren. Die Wirkung von Botulinumtoxin tritt etwa zwei bis drei Tage nach der intramuskulären Injektion auf und erreicht die maximale Wirkung nach ca. zwei Wochen. Im Anschluss lässt der Effekt kontinuierlich nach bis hin zum vollständigen Abbau nach zwei bis drei Monaten (Troung et al. 2014).

Neben den Effekten an der motorischen Endplatte kann Botulinumtoxin auch die autonome cholinerge Innervation von Schweiß-, Speichel- und Tränendrüsen sowie der glatten Muskulatur modulieren (Troung et al. 2014).

1.4. Historie des Botulinumtoxins: Vom Nervengift zum medizinischen Agens

Der Botulismus wurde 1815 zum ersten Mal von dem deutschen Arzt und Dichter Justinus Kerner beschrieben. Es handelte sich hierbei um die erste systematische klinische Beschreibung des Krankheitsbildes anhand von "Wurstvergiftungen". Hinsichtlich der ophthalmologischen Symptome beschrieb er folgendes: Ptosis, eventuell komplette äußere Ophthalmoplegie, Aufhebung der Nahakkommodation sowie weite und lichtstarre Pupillen. Eine Isolierung des Erregers war Kerner mit den damaligen technischen Methoden nicht möglich. Er ging von einer giftigen "Fettsäure" der Wurst aus.

Erst 1896 gelang es van Ermengen, einem belgischen Bakteriologen, das Bakterium zu identifizieren und es erstmalig als "*Bacillus botulinus*" zu bezeichnen. 1897 wurde anschließend bereits das erste Antiserum gegen Botulinumtoxin Typ A entwickelt.

1949 konnte der zugrunde liegende Mechanismus der Hemmung der Acetylcholinexozytose durch eine Londoner Forschergruppe festgestellt werden. In den 1970er Jahren konnten dann die verschiedenen Serotypen des Botulinumtoxins klassifiziert werden.

Die medizinische Verwendung am Menschen erfolgte nach umfangreichen experimentellen Vorarbeiten erstmals in den 1970er Jahren durch Alan B. Scott, einen Arzt des *Smith Kettle Institute of Visual Sciences* in San Francisco, zur Strabismustherapie und als Alternative zur herkömmlichen Operation (Scott 1980).

Seit den 1980er Jahren wird Botulinumtoxin bereits für die Behandlung von Bewegungsstörungen, den sogenannten fokalen Dystonien verwendet. Darunter zählen vor allem der essentielle Blepharospasmus, die oromandibuläre Dystonie und der Torticollis spasmodicus.

1989 wurde das erste Botulinumtoxin-Präparat durch die FDA zugelassen. Im Laufe der Jahre wurden die Anwendungsgebiete des Botulinumtoxins jedoch in zahlreichen medizinischen Gebieten deutlich erweitert und umfassen inzwischen unter anderem Spastiken von Extremitäten nach Schlaganfall, verstärktes Schwitzen (Hyperhidrosis), chronische Sialorrhoe aufgrund neurologischer Grunderkrankungen (Jost et al. 2019), Migräne, Schmerzerkrankungen sowie gastrointestinale und urologische Indikationen (Smith et al. 2015).

1.5. Herstellung von Botulinumtoxin

Die Botulinumneurotoxine werden von vier Stämmen des *Clostridium botulinum* gebildet. Die Sporenbildner werden unter anaeroben Bedingungen auf Kulturmedien gezüchtet und geben die einkettigen Proteine in das Kulturmedium ab. Im Anschluss kann das Botulinumtoxin über eine Assoziation mit Hämagglutinin isoliert werden. Danach wird es durch Säure- und Alkoholfällung gereinigt und als Trockensubstanz und über eine Stabilisierung mit Humanalbumin gelagert. Kurz vor Gebrauch kann die Trockensubstanz mittels steriler 0,9%iger Natriumchloridlösung aufgelöst werden.

Um die Toxizität des Botulinumtoxins zu quantifizieren, wird der LD_{50}-Wert, gemessen an der Maus, herangezogen. Dieser Wert bezeichnet die benötigte Menge eines Agens, die bei einmaliger Gabe bei 50 % der Versuchstiere zum Tod führt. Mittlerweile hat sich ein tierversuchfreies, zellbasiertes Testsystem zur Bestimmung der Wirkstärke etabliert. Dabei hat das Botulinumtoxin Typ A die stärkste muskellähmende Potenz. Eine potenziell bedrohliche Dosis für den Menschen würde einer intramuskulären Injektion von 30 Injektionsflaschen á 100 Internationalen Einheiten (IE) entsprechen. Die therapeutisch genutzten Dosen liegen deutlich darunter (Laskawi 2004).

In der ophthalmologischen Therapie werden die Präparate Botox®, Xeomin® und Dysport® verwendet. Während Botox® und Xeomin® in äquivalenten Einheiten angewendet werden können, hat das Präparat Dysport® eine andere Dosierung. Dabei gibt es keine feste Umrechnung, sondern die Einheiten bezogen auf die beiden anderen Präparate müssen um den Faktor 3 bis 4 multipliziert werden. Daher ist es klinisch sehr wichtig, das verwendete Präparat anzugeben.

1.6. Medizinische Indikationen

Heutzutage ist die Therapie mit Botulinumtoxin in der Augenheilkunde Goldstandard in der Therapie von Patienten mit essentiellem Blepharospasmus, Spasmus hemifacialis und Synkinesien nach Fazialisparese. Außerdem können Strabismus, die Lidretraktion bei endokriner Orbitopathie sowie Hornhauterkrankungen durch eine protektive Ptosis behandelt werden und auch Injektionen in die Tränendrüse sind möglich (Wabbels 2019).

Literatur

Chen F, Kuziemko GM, Stevens RC. Biophysical characterization of the stability of the 150-kilodalton botulinum toxin, the nontoxic component, and the 900-kilodalton botulinum toxin complex species. Infection and Immunity 1998;66(6):2420-2425.

Jost WH, Friedman A, Michel O, Oehlwein C, Slawek J, Bogucki A, Ochudlo S, Banach M, Pagan F, Flatau-Baqué B, Csikós J, Cairney CJ, Blitzer A. SIAXI: Placebo-controlled, randomized, double-blind study of incobotulinumtoxinA for sialorrhea. Neurology 2019;92(17): e1982-e1991.

Troung DD, Hallett M, Zachary C (2014): Manual of Botulinumtoxin Therapy.

Kanski JJ, Bowling B. (2012): Klinische Ophthalmologie. Kapitel 19

Laskawi R, Roggenkämper P. (2004): Botulinumtoxin-Therapie im Kopf-Hals-Bereich. Kapitel 1

Schantz EJ, Johnson EA. Properties and use of botulinum toxin and other microbial neurotoxins in medicine. Microbiological Reviews 1992;56(1):80-99.

Schmidt RF, Schaible H-G. (2006): Neuro- und Sinnesphysiologie.

Scott AB. Botulinum toxin injection into extraocular muscles as an alternative to strabismus surgery. Journal of Pediatric Ophthalmology and Strabismus 1980;17(1): 21-25.

Smith TJ, Hill KK, Raphael BH. Historical and current perspectives on Clostridium botulinum diversity. Research in Microbiology 2015;166(4):290-302.

Wabbels B. Botulinumtoxin in Ophthalmology. Klinische Monatsblatter für Augenheilkunde 2019;236(6): 825-836.

2. Die Anwendung von Botulinumtoxin im Kopf-Hals-Bereich

2.1. Vorbereitung der Injektionslösung

Aktuell verfügbare Botulinumtoxin-Medikamente, die den Neurotoxin-Subtyp A (BoNT/A) beinhalten, sind auf dem Markt unter den Handelsnamen

- Botox®, AbbVie (OnabotulinumtoxinA)
- Xeomin®, Merz Pharmaceuticals (IncobotulinumtoxinA) sowie
- Dysport®, Ipsen (AbobotulinumtoxinA)

zu finden.

Es handelt sich bei allen Präparaten um Pulver zur Herstellung einer Injektionslösung. Botox® und Xeomin®, werden jeweils in einer Flasche mit 1,4 mg Trockensubstanz (für die Herstellung von 100 IE BoNT/A) ausgegeben (Fachinformation Botox®, letzte Bearbeitung 2023; Fachinformation Xeomin®, letzte Bearbeitung 2022). Botox® wird gekühlt geliefert und muss dementsprechend bei 2-8°C im Kühlschrank oder im Tiefkühlschrank bei unter –5°C trocken gelagert werden. Xeomin® wird ungekühlt geliefert und kann bei unter 25°C gelagert werden, eine Lagerung im Kühlschrank ist ebenfalls möglich. Die Präparate werden üblicherweise mit 4 ml steriler unkonservierter isotonischer Kochsalzlösung (0,9 % Natriumchloridlösung zur Injektion) rekonstituiert, sodass pro 0,1 ml Injektionslösung 2,5 IE BoNT/A ("Standardkonzentration") gelöst sind. An dieser Stelle sei angemerkt, dass, entsprechend den Angaben der Hersteller, auch andere Verdünnungen möglich sind, um höhere Konzentrationen zu erhalten, wie sie etwa bei neurologischen Erkrankungen wie Spastiken oder zum Teil auch in der Ästhetik (☞ Kap. 12.) verwendet werden. Außerdem gibt es auch Vials mit 50 bzw. 200 IE BoNT/A, für die dann entsprechend die Menge an NaCl-Lösung angepasst werden muss. Laut den Angaben der Hersteller ist die rekonstituierte Injektionslösung bei einer Lagerung von 2-8°C für 24 Stunden einsetzbar, ohne dass die chemische oder physikalische Stabilität verloren geht.

In einer Flasche mit 2,625 mg Trockensubstanz Dysport® sind 500 IE BoNT/A enthalten. Um die Standardkonzentration herzustellen (20 IE BoNT/A pro 0,1 ml), müssen 2,5 ml isotonische Natriumchloridlösung hinzugegeben werden (Fachinformation Dysport®, letzte Bearbeitung 2022). Es ergibt sich ein im Verhältnis zu den vorgenannten Medikamenten höher konzentriertes Präparat ohne festen Umrechnungsfaktor (meist 3 bis 4-fach höhere Dosierungen bei Dysport). Die in den folgenden Kapiteln angegebenen Konzentrationen beziehen sich auf Botox® bzw. Xeomin®.

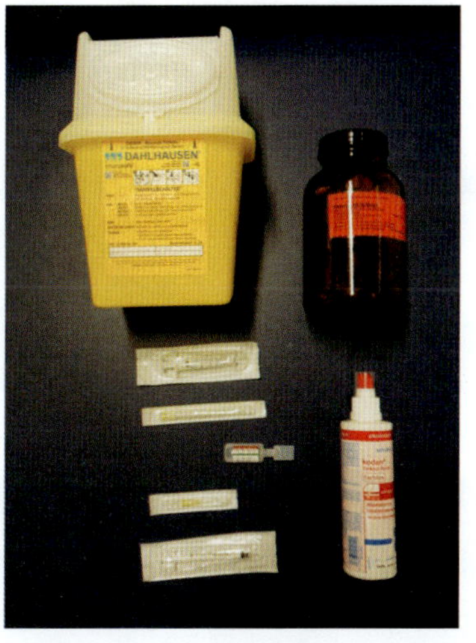

Abb. 2.1: Utensilien, die für die Vorbereitung sowie die Durchführung einer Botulinumtoxin-Injektion nötig sind. Diese beinhalten u.a.: Abwurfbehältnis mit Natriumhypochloritlösung für Kanülen, Abwurfgefäß für BoNT/A-Flaschen, gängiges Hautantiseptikum, Einmalkanülen zur Injektion, sterile Natriumchloridlösung, sowie Spritzen zur Vorbereitung (5 ml) und zur Injektion ("Tuberkulin-Spritze").

Zur Vorbereitung der Injektionslösung am Injektionstag, entsprechend den Vorgaben der Hersteller, sind sterile aseptische Arbeitsbedingungen nötig (benötigte Utensilien ☞ Abb. 2.1). Man holt die Trockensubstanz aus dem Kühlschrank bzw. dem Lager hervor und injiziert die benötigte Menge von 4 ml 0,9 % Natriumchloridlösung in die Flasche (☞ Abb. 2.2) (Laskawi et Roggenkämper 2004). Auf die Verwendung von reinem Wasser sollte verzichtet werden, weil es zu extremem Brennen an der Injektionsstelle führt. Es ist zu beachten, dass alle Botulinumtoxin-Vials mit einem

Unterdruck versehen sind. Sobald also die Nadel mit der Kochsalzlösung den Deckel der Flasche durchsticht, sollte der Inhalt aus der Spritze gesaugt werden, ohne dass der Stempel der Spritze betätigt werden muss! Es handelt sich bei diesem Effekt auch um eine wichtige Sicherheitsüberprüfung. Sollte dies nicht der Fall sein, scheint kein Unterdruck im Vial zu herrschen und dieses darf nicht zur Injektion verwendet werden. In diesem Fall sollte das Vial an den Hersteller gesendet und ersetzt werden. An der Bonner Universitäts-Augenklinik war bisher jedoch in mehr als 30 Jahren noch kein Vial derart fehlerhaft.

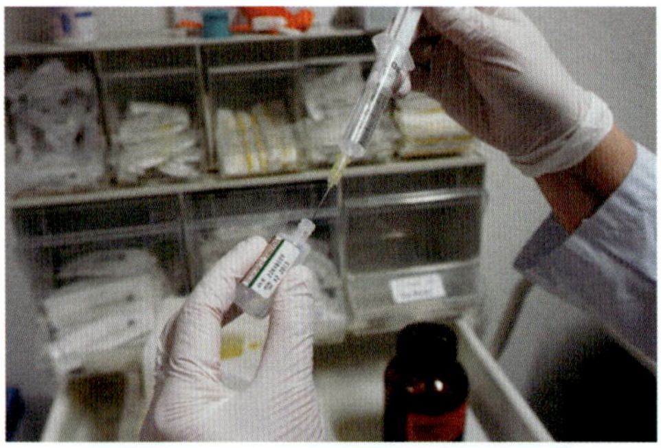

a

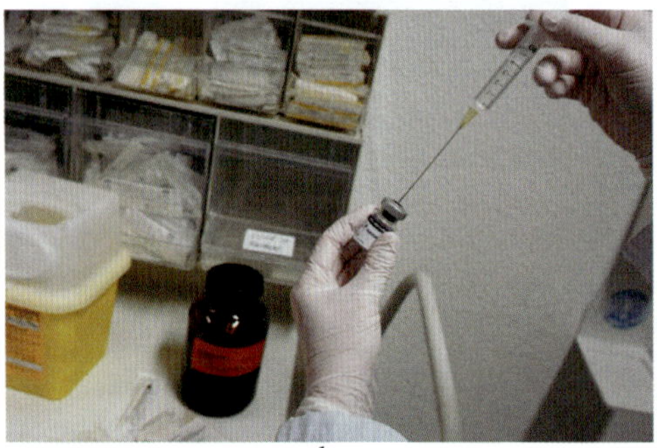

b

Abb. 2.2a+b: **a:** Aufziehen von 4 ml NaCl 0,9 %; **b:** Einsaugen des NaCl durch Unterdruck.

Beim Lösen der Trockensubstanz sollten schnelle ruckartige Bewegungen oder Schütteln vermieden werden, damit die Eiweißstrukturen des Toxins nicht denaturieren. Drehen/Umdrehen und Schwenken des Flascheninhaltes sind von den Herstellern empfohlen und können den Lösungsvorgang beschleunigen (siehe entsprechende Fachinformation). Es gibt auch Demonstrationsvideos für eine korrekt durchgeführte Rekonstitution, z.B. auf der Fachkreisseite der Firma Merz.

Anschließend kann die gewünschte Menge BoNT/A in eine geeignete Spritze aufgezogen werden (Laskawi et Roggenkämper, 2004). Dabei ist die Wahl der Spritze wichtig. Verwendet man sterile 1-ml-Einmalspritzen mit einer 0,01-ml-Skalierung ("Tuberkulinspritze"), dann entsprechen bei dieser Verdünnung (4 ml/100 IE) 0,1 ml 2,5 IE. Als Kanüle wird meist eine sterile 30G-Einmalkanüle (0,3 × 25 mm) oder eine 27G-Einmalkanüle (0,4 × 20 mm) verwendet.

Zur einfacheren Handhabung empfiehlt es sich, das benötigte Volumen zuvor als Luft in die Spritze einzusaugen (☞ Abb. 2.3a). Danach injiziert man die Luft in die vorbereitete Flasche mit der BoNT/A-Injektionslösung und kann dann, ohne Unterdruck zu erzeugen, die gleiche Menge an Injektionslösung aus der Flasche in die Spritze aufziehen. Dadurch kann auch Blasenbildung vermieden werden. Sobald die Injektionslösung zur Neige geht, sollte die Flasche schräg gehalten werden und der Schliff der Nadel korrekt positioniert werden. So verbleibt kein Restvolumen in der Flasche (☞ Abb. 2.3b).

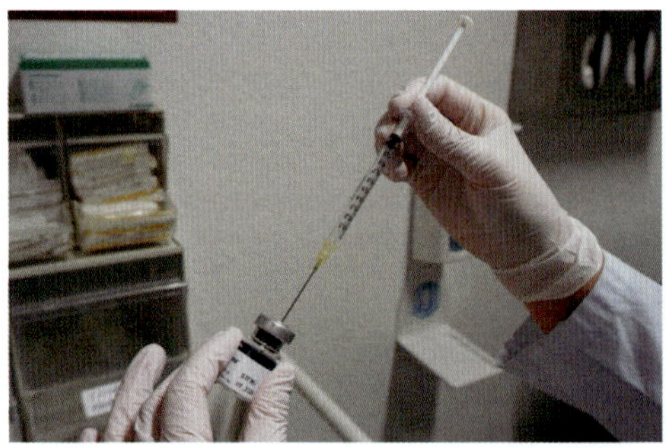

a

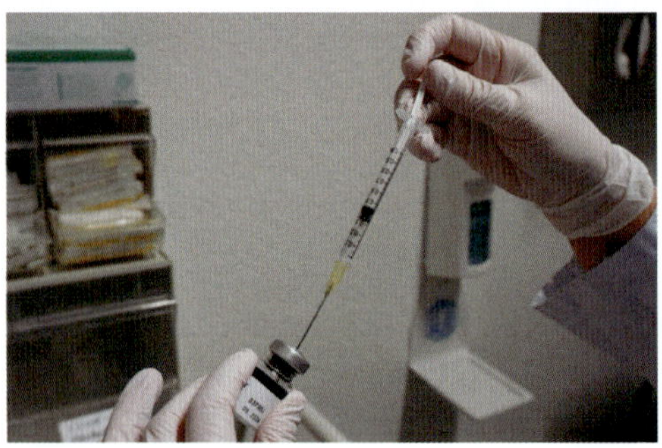

a

Abb. 2.3a+b: **a:** Injektion von Luft in die Flasche; **b:** Blasenfreie Entnahme des BoNT/A.

Nachdem die Injektionsstelle mit einem gebräuchlichen Hautdesinfektionsmittel desinfiziert wurde, kann dem Patienten anschließend die benötigte Menge Botulinumtoxin injiziert werden.

Ein geeignetes Abwurfbehältnis für die Spritzen und Kanülen ist Voraussetzung für eine ordnungsgemäße und gefahrenfreie Entsorgung. Außerdem sollte ein Behältnis mit Natriumhypochlorit-Lösung bereitstehen, in dem die verwendeten Durchstechflaschen entsorgt werden (Laskawi et Roggenkämper 2004).

2.2. Hinweise zur Wirkung von Botulinumtoxin

BoNT/A gilt als weltweit potentestes bekanntes Gift bei parenteraler Applikation. Es wird nach Injektion in die präsynaptischen Nervenenden der neuromuskulären Endplatte aufgenommen und blockiert die Ausschüttung der mit Acetylcholin gefüllten Vesikeln in den synaptischen Spalt. Die Übertragung des Aktionspotenzials vom Nerv auf den Muskel wird somit unterbunden. Nach ca. 3-4 Monaten "regeneriert" sich die neuromuskuläre Endplatte wieder und gewinnt ihre volle Funktion (Impulsüberleitung) zurück, indem neugebildete Nervenendigungen sich wieder mit den Muskelzellen verbinden und ein neuer synaptischer Spalt entsteht (☞ auch Kap. 1.) (Laskawi et Roggenkämper 2004).

Typischerweise ist der zu behandelnde Muskel von einer Muskelfaszie umgeben. Anders verhält es sich mit der mimischen Muskulatur im Kopf-Hals-Bereich. Sie besitzt keine Muskelfaszie, liegt subdermal und ist mit der Haut verbunden.

Hieraus ergeben sich einige Konsequenzen, die bei der therapeutischen Nutzung sowie der Aufklärung der Patienten beachtet werden sollten:

- Das BoNT/A gelangt per Diffusion an den den synaptischen Spalt an der neuromuskulären Endplatte. Im Falle der mimischen Muskulatur ist eine subdermale Injektion für gewöhnlich ausreichend. Für die "normale" quergestreifte Skelettmuskulatur gilt dies nicht. Hierbei sollte, idealerweise sonographisch gesteuert, die Injektion in den Muskelbauch (durch die Faszie) erfolgen.
- Es empfiehlt sich generell, die Injektion möglichst nah an der neuromuskulären Endplatte des zu paralysierenden Muskels durchzuführen. Dadurch werden potenzielle Nebenwirkungen minimiert, ein rascherer Wirkeintritt gefördert und eine stärkere Verdünnung vermieden.
- Die Diffusion kann vom Ort der Injektion in alle Richtungen erfolgen (also z.B. auch in die Tiefe) und trägt somit wesentlich zum (lokalen) Nebenwirkungsprofil bei.
- Der Wirkeintritt kann individuell zwischen 1 bis 14 Tagen variieren, wird typischerweise aber nach 2-5 Tage nach Injektion angegeben.
- Das Wirkmaximum wird meist nach 2-3 Wochen erreicht. Nun erfolgt eine "Plateau-Wirkung", die von Patienten unterschiedlich lange angegeben wird. Danach wird noch eine Wirkung bemerkt, welche aber nicht mehr als so stark empfunden und sich langsam verlierend wahrgenommen wird.
- Von den Herstellern und den Fachgesellschaften wird empfohlen, zunächst ein Behandlungsintervall von 12 Wochen zu wählen, welches im Verlauf individuell angepasst werden sollte.

2.3. Nebenwirkungen von Botulinumtoxin im Kopf-Hals-Bereich und deren Vermeidung

Im Kopf-Hals-Bereich gelangt der Wirkstoff BoNT/A per Diffusion an den Wirkort. Somit kann es auch zur Lähmung benachbarter Muskelgruppen kommen. Zunächst sollte also der korrekte Injektionsort gemäß der anatomischen Lage der jeweiligen Muskeln gewählt werden. Das Injektionsvolumen hat einen Einfluss auf die Diffusionsstrecke und damit auch eine Bedeutung für das Auftreten unerwünschter Lähmungserscheinungen.

Besonderes Augenmerk möchten die Autoren in dem Zusammenhang auf die Vermeidung von Ptosis, Diplopie und Epiphora legen:

- Eine Ptosis entsteht, wenn am mittleren Oberlid der M. levator palpebrae gelähmt wird. Bei der Injektion von BoNT/A in den superioren prätarsalen M. orbicularis oculi ist auf eine ausreichend mediale bzw. temporale Injektion unter Aussparung des mittigen Oberlides zu achten (☞ Abb. 2.4). Andernfalls kann es durch Diffusion zur ungewollten Lähmung des M. levator palpebrae kommen. Diese ist für den Patienten unangenehm und einschränkend, auch wenn es bei korrekter Injektionstechnik nur sehr selten zum kompletten Herabhängen des Oberlides führt. Häufiger ist eine partielle Ptosis oder eine asymmetrische Lidspalte, die jedoch uni- oder im schlechtesten Fall bilaterale Einschränkung der Sehfähigkeit erzeugt und z.B. in einem zeitweiligen Fahrverbot münden kann.

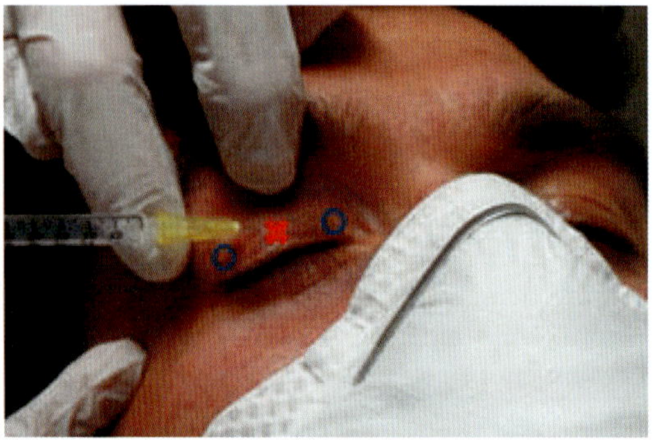

Abb. 2.4: Vermeidung einer mittigen Injektion in das Oberlid. Ptosisgefahr!

- Diplopie entsteht, wenn einer (oder mehrere) der extraokulären Augenmuskeln durch BoNT/A paralysiert wird. Bei der subdermalen Applikation in der Periokularregion ist eine Lähmung des M. obliquus inferior beschrieben. Das Auftreten von Doppelbildern ist ebenfalls ein Grund für ein (zeitweiliges) Fahrverbot und kann für Patienten sehr störend sein. Zur Vermeidung der M. obliquus inferior-Lähmung empfiehlt es sich daher, bei der Injektion im Bereich des medialen Unterlides darauf zu achten, die Injektion nicht zu tief durchzuführen. Auch sollte ein zu großes Injektionsvolumen vermieden werden und ein ausreichender Abstand zur Lidkante eingehalten werden.
- Durch die Applikation von BoNT/A im Bereich des medialen Lidwinkels kann per Diffusion die glatte Muskulatur des ableitenden Tränenwegsystems gelähmt werden. Als Folge kann es zu einem verminderten Abtransport von Tränenflüssigkeit aus dem Auge kommen und der Patient nimmt Epiphora wahr.

Allgemeinere "Nebenwirkungen" umfassen lokale Hämatome, die relativ häufig berichtet werden. Sie korrelieren jedoch nicht mit der Einnahme von Antikoagulantien (Wenninger et Wabbels 2022; Schrader et al. 2018)

Sollte ein Patient durch die wiederholten Injektionen sehr schmerzgeplagt sein, kann eine zuvor aufgetragene Salbe mit Lokalanästhetikum (z.B. lokalanästhetische Creme) Linderung verschaffen.

2.4. Optimaler Ablauf und korrekte Injektion von Botulinumtoxin im Kopf-Hals-Bereich

Zur Verbesserung von klinischen Abläufen empfiehlt es sich, für jeden Patienten einen individuellen Injektionsplan aufzustellen und diesen praktikabel zu dokumentieren. Hierbei sollte, neben der einwandfreien Identifikation des Patienten, der Vermerk des Präparates sowie der Gesamtmenge/-dosis und der einzelnen Injektionspunkte erfolgen. So behält der behandelnde Arzt einen umfassenden und schnellen Überblick über die relevanten Informationen und kann bei den Folgeterminen schnell zur Entscheidungsfindung gelangen. Anpassungen der Injektionsorte, der Gesamtdosis sowie ein Wechsel des Präparates sollten vermerkt werden.

Bei der Durchführung der Injektion von BoNT/A im Kopf-Hals-Bereich sollten einige Aspekte beachtet werden:

- In der Universitäts-Augenklinik Bonn hat sich die Injektion im Liegen etabliert. Das liegt daran, dass Patienten in liegender Position oftmals ruhiger sind. Außerdem hat man beobachtet, dass bei Blepharospasmus-Patienten im Liegen in der Regel keine Krämpfe auftreten. Grundsätzlich ist aber auch eine Injektion im Sitzen möglich und gerade bei z.B. Patienten im Rollstuhl praktikabler.
- Um das Auftreten von Hämatomen zu minimieren sollten makroskopisch sichtbare Hautareale mit Blutgefäßen gemieden werden.
- Zur ruhigeren Durchführung der Injektion ist das Abstützen der Hände empfehlenswert.
- Die Punktionsstelle durch die Haut ist nicht immer gleichbedeutend mit der Applikationsstelle des Präparates! Damit ist gemeint, dass die Länge der Einmalkanüle im subdermalen Verlauf einen großen Einfluss auf die Diffusion haben kann. Insbesondere bei der Injektion in den M. orbicularis oculi am Oberlid sollte darauf geachtete werden, dass die Nadel im subdermalen Verlauf (trotz z.B. Punktion der Haut im temporalen Bereich) nicht zu weit ins mittige Oberlid gelangt (☞ Abb. 2.5). Andernfalls könnte das Präparat zu mittig injiziert und das Auftreten

einer ungewollten Ptosis gefördert werden. Ähnlich verhält es sich im Bereich des medialen Lidwinkels. Dabei spielen vor allem die Lähmung der glatten Muskulatur des ableitenden Tränenwegsystems sowie die Lähmung des M. obliquus inferior eine Rolle.

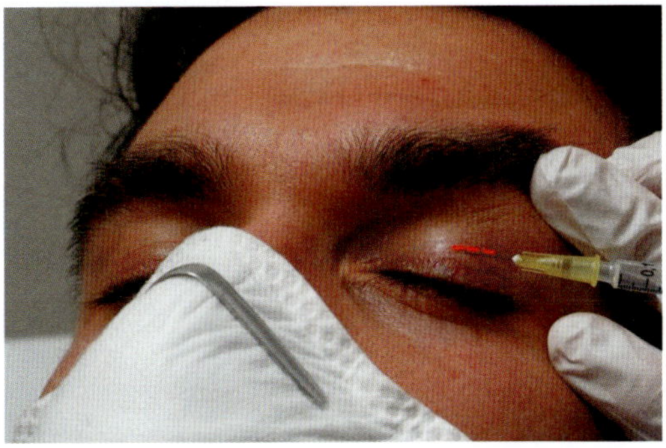

Abb. 2.5: Die Abbildung zeigt, dass bei vollständigem subdermalem Verlauf der Kanüle, trotz temporalem Punktionsort, eine Injektion in das mittige Oberlid geschehen könnte. Die gestrichelte Linie verdeutlicht den subkutanen Verlauf der Kanüle.

- Bei der Injektion im Periokularbereich empfiehlt es sich, sich seitlich neben den Patienten zu stellen und zunächst die eine Seite zu behandeln und anschließend, falls nötig, auf die andere Seite zu wechseln (☞ Abb. 2.6).

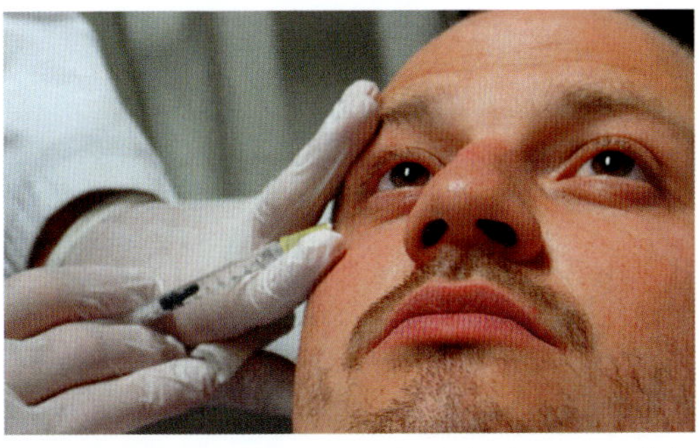

Abb. 2.6: Eine Injektion von der Seite ist zu empfehlen.

- Eine Injektion in einem Winkel von ca. 30-45° durch die Haut bietet sich an. Dabei ist allerdings die (Ober-)Lidkurvatur zu beachten (☞ Abb. 2.7). Zur Vermeidung von Verletzungen umliegender (tieferliegender) Strukturen sollte die Injektion in das temporale Oberlid aus der seitlichen Position heraus leicht "von unten Richtung Lidapex hinauf" erfolgen. Andersherum verhält es sich bei der medialen Oberlidinjektion, bei der die Nadelführung aus der seitlichen Position heraus leicht "von oben Richtung inneren Lidwinkel hinab" erfolgt.

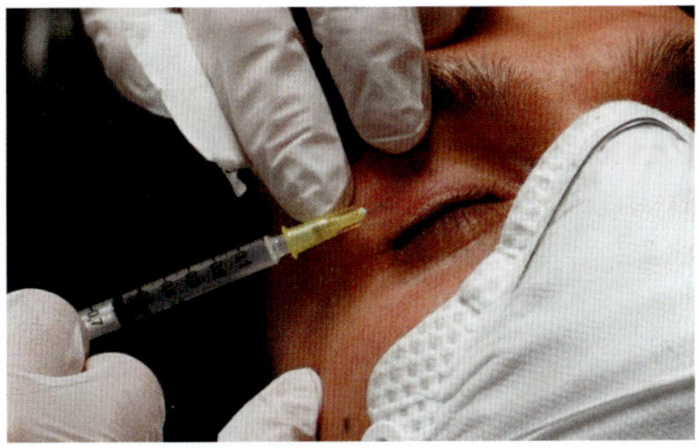

Abb. 2.7: Injektion in das Oberlid von temporal. Nadelführung "von unten Richtung Lidapex hinauf"

- Bei der Injektion in den M. orbicularis oculi im Oberlidbereich kann eine ausgeprägte Dermatochalasis zu einer "fehlerhaften" Injektion führen. Es sollte darauf geachtet werden, dass die Lidhaut während der Injektion möglichst "straff" gezogen wird. Dadurch wird vermieden, dass die Injektion eigentlich "zu hoch" erfolgt und das BoNT/A nicht korrekt den Zielmuskel erreicht.
- Bei der Injektion in Lidkanten-Nähe ist an die Diffusion zu denken. Eine Applikation direkt an der Lidkante nimmt dem Wirkstoff die Möglichkeit der Diffusion in eine bestimmte Richtung. Dadurch kann seine Wirkung gemindert werden, weil durch die geringere Ausbreitung weniger motorische Endplatten erreicht werden. Es gibt allerdings Ausnahmen, wie z.B. beim spastischen Entropium des Unterlids, wobei man den Wirkstoff nah an der Lidkante haben möchte und dementsprechend injiziert.
- Zwei Injektionspunkte sollten nicht zu nah beieinander liegen, weil sich ihre Wirkung durch die Diffusion des Wirkstoffs beeinflussen kann.
- Zur Vermeidung der Affektion der mimischen Muskulatur der Mundregion, welche von Patienten als sehr unangenehm empfunden wird, sollte auf ausreichend Abstand zum M. zygomaticus major et minor geachtet werden, wenn diese nicht mitbehandelt werden sollen. Praktisch bedeutet dies, Injektionspunkte im Periokularbereich nicht zu tief zu wählen. Das Jochbein kann hier als Orientierung dienen.

- Die intradermale Injektion von BoNT/A wird oftmals als schmerzhafter empfunden als die subdermale Applikation. Dies sollte bei der Durchführung der Therapie bedacht werden. Wenn sich bei der Injektion eine kleine sichtbare Blase bildet, kann das Toxin durch Druck nach subdermal transportiert werden.

2.5. Aufklärung bei einer Injektionsbehandlung mit Botulinumtoxin im Kopf-Hals-Bereich

Vor der Therapie mit BoNT/A ist wie bei allen medizinischen Therapien und Eingriffen eine ordnungsgemäße Aufklärung in Wort und Schrift durchzuführen. Diese umfasst neben der Durchführung als solche auch potenzielle Nebenwirkungen, Risiken sowie die pharmakologischen Eigenschaften des Agens, wie es in den vorangegangenen Kapiteln erwähnt wurde.

Für die Weiterbehandlung ist in der Regel nicht bei jeder Injektion eine erneute schriftliche Aufklärung nötig. Später aufkommende Fragen oder Probleme seitens der Patienten sollte jedoch immer an den behandelnden Arzt adressiert werden können.

Als Aufklärungsbogen steht zum Beispiel die standardisierte "neurologische Botulinumtoxin-Therapie"-Aufklärung des Thieme Compliance GmbH Verlages in der Fassung von August 2022 zur Verfügung. Er findet z.B. bei den Krankheitsbilder Blepharospasmus, Spasmus hemifacialis, Meige-Syndrom oder oromandibuläre Dystonie Anwendung.

Neben der zugelassenen Therapie bei o.g. Erkrankungen gibt es auch eine Reihe von anderen Diagnosen, bei denen eine Therapie mit Botulinumtoxin sinnvoll sein kann. Hierzu zählen z.B. die protektive Ptosis, die Oberlidretraktion bei endokriner Orbitopathie, Augenmuskel-Injektionen bei Paralysen oder Injektionen in die Tränendrüse. In diesen Fällen ist darauf zu achten, die Patienten über den "*off-label use*" aufzuklären, weil das einzusetzende Medikament keine offizielle Zulassungsstudie durchlaufen hat.

Literatur

Fachinformation Botox®, letzte Bearbeitung 2023

Fachinformation Dysport®, letzte Bearbeitung 2022

Fachinformation Xeomin®, letzte Bearbeitung 2022

Laskawi R, Roggenkämper P. (2004). Botulinumtoxin-Therapie im Kopf-Hals-Bereich (2., aktualisierte und erweiterte Auflage). Springer Medizin Verlag GmbH

Schrader C, Ebke M, Adib Saberi F, Dressler D. Botulinumtoxintherapy in patients with oral anticoagulation: is it safe? J Neural Transm (Vienna) 2018;125(2):173-176.

Wenninger FC, Wabbels B. Frequency of hemorrhagic side effects of botulinum neurotoxin treatment in patients with blepharospasm and hemifacial spasm on antithrombotic medication. Toxins (Basel) 2022;14(11): 769.

3. Essentieller Blepharospasmus

3.1. Krankheitsbild

Beim essentiellen Blepharospasmus kommt es zeitweilig oder dauerhaft zu einem unwillkürlichen Schluss der Augenlider durch überschießende Kontraktionen des M. orbicularis oculi. Der Schweregrad reicht dabei von verstärktem Blinzeln bis zu dauerhaftem krampfartigen Schluss der Augenlider mit funktioneller Blindheit (☞ Abb. 3.1). Der essentielle Blepharospasmus gehört dabei zu den fokalen Dystonien, deren Ursprung in motorischen Zentren im Gehirn liegt. Bei den Dystonien handelt es sich um vom Patienten nicht kontrollierbare Hyperaktivitäten.

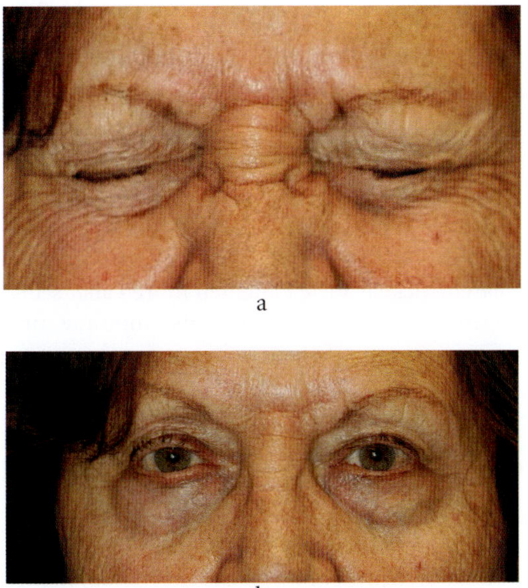

a

b

Abb. 3.1: Patientin mit typisch essentiellem Blepharospasmus, Wechsel von Phasen mit **a:** krampfhaftem Lidschluss und **b:** normaler Augenöffnung ohne Ptosis im freien Intervall.

Zu den fokalen Dystonien gehören:

- essentieller Blepharospasmus
- Torticollis (spastischer Schiefhals)
- oromandibuläre Dystonie
- spasmodische Dysphonie
- Schreibkrampf

Es handelt sich dabei um organische Störungen, welche allerdings durch psychische Einflüsse moduliert werden können. Komorbiditäten wie Schlafstörungen, depressive Symptome und Störungen der Sexualfunktion können allerdings durchaus auftreten (Paus et al. 2011; Bedarf et al. 2017).

Der essentielle Blepharospasmus ist mit einer Häufigkeit in der Bevölkerung von 1:10.000 eine zwar seltene Erkrankung, ist jedoch die häufigste Indikation für eine Botulinumtoxin-Anwendung in der Augenheilkunde, da diese Therapie der Goldstandard in der Behandlung ist. Frauen sind vom essentiellen Blepharospasmus häufiger betroffen als Männer. Der typische Erkrankungsbeginn liegt zwischen dem 50. und 70. Lebensjahr, allerdings mit großer Variabilität.

Ausprägung, Auftreten und Erscheinungsformen können bei verschiedenen Patienten sehr unterschiedlich sein, so dass es den einen typischen Blepharospasmus-Patienten nicht gibt. Typischerweise sind die Krämpfe besser, wenn die Patienten sich hinlegen und verschwinden dann zum Teil. Ansonsten sind die Beschwerden häufig sehr abhängig von der Tätigkeit und von der Aufmerksamkeitszuwendung. Für viele Patienten sind insbesondere Autofahrten durch den unkontrollierbaren Lidschluss häufig schwierig zu bewältigen, aber auch beim Lesen, Einkaufen und Verrichten alltäglicher Dinge kommt es häufig zu großen Problemen. Viele Patienten berichten von Besserung im Abblick und sehen dann z.B. in halb liegender Haltung nach unten auf den Fernseher (Jankovic et Orman 1987; Wabbels 2019).

Der Schweregrad der Erkrankungen kann von funktionell wenig beeinträchtigendem verstärkten Blinzeln nur bei externen Einflüssen wie Wind und Kälte über regelmäßigen Lidschluss von unter einer Sekunde bis zu funktioneller Blindheit durch mehr als 50 % der Zeit krampfartig geschlossene Augen reichen (Wabbels et al. 2011). Bei der Sonderform des essentiellen Blepharospasmus vom Levatorinhibitionstyp (s.u.) steht ein eher lockerer Lidschluss im Vordergrund ohne Lidkrämpfe. Es gibt allerdings auch Mischformen, bei denen erst nach erfolgreicher Therapie des krampfartigen Lidschlusses mit Botulinumtoxin die zusätzliche Levatorinhibition sichtbar wird.

3.2. Erfassung von Schweregrad, funktionellen und psychosozialen Problemen

Um die für den Patienten relevanten Probleme besonders gut zu erfassen, wurde von der Bonner Universitäts-Augenklinik ein Patienten-Fragebogen entwickelt, der sich im Anschluss an dieses Kapitel befindet und gerne auch kopiert und für eigene Patienten verwendet werden kann (Wabbels et al. 2011). Mit diesem Fragebogen wird versucht, sowohl die Häufigkeit des Auftretens und den Schweregrad des Blepharospasmus zu quantifizieren, als auch auf die für Patienten wichtigen funktionellen und psychosozialen Probleme einzugehen.

Der erste Teil des Fragebogens umfasst eine Einschätzung von Schwergrad und Häufigkeit des Lidschlusses vergleichbar zur auch in Studien häufig verwendeten *Jankovic Rating Scale*. Darauf folgt eine Einschätzung des Patienten bezüglich des Schweregrades insgesamt und im Hinblick auf funktionelle Anforderungen. Die Skalen für die funktionellen Beschwerden basieren auf dem BSDI (*Blepharospasm Disability Index*), der eine Funktionsskala für die patientenrelevanten funktionellen Beschwerden beim essentiellen Blepharospasmus bietet (Wabbels et al. 2011). Dabei werden die Aktivitäten Lesen, Autofahren, Fernsehen, Einkaufen, Alltagsaktivitäten durchführen und zu Fuß gehen vom Patienten jeweils bewertet. In unserem Fragebogen werden visuelle Analogskalen eingesetzt, statt der ursprünglich vorgestellten Klassifikation zwischen 0 und 4, um eine feinere Differenzierung auch des Wirkungserfolgs zu ermöglichen.

Im letzten Teil werden dann die psychosozialen Auswirkungen ebenfalls mit Hilfe visueller Analogskalen eingeschätzt, z.B. ob die Patienten aufgrund ihrer Erkrankung Augenkontakt vermeiden oder sich wegen ihres Zustandes schämen.

Dabei ist bedeutsam, dass Häufigkeit und Schweregrad von Tag zu Tag variabel sein können und bei vielen Patienten auch innerhalb eines Tages nicht konstant sind. So kann es durchaus vorkommen, dass der Patient auf dem Untersuchungsstuhl völlig beschwerdefrei ist, während er glaubhaft versichert, eben noch im Wartezimmer ausgeprägte Probleme gehabt zu haben. Für die Einschätzung verwenden wir daher eine Kombination aus den beobachteten Symptomen und den von den Patienten in den 2-3 Tagen zuvor berichteten Problemen, falls die Symptome während der Untersuchung nicht typisch sind.

In Zeiten von Smartphones und Digitalkameras kann es hier manchmal eine Hilfe sein, die Patienten zu bitten, die entsprechenden Probleme im Alltag von einer anderen Person filmen zu lassen. Dies kann auch zur Überprüfung des Ansprechens auf die Therapie eingesetzt werden, indem der Patient sich 2 bis 3 Wochen nach der Injektion filmen lässt.

An der Bonner Universitäts-Augenklinik erhalten die Patienten bei Erstvorstellung und dann nach ca. 2 Jahren Therapiedauer zusätzlich einen Fragebogen zur Erfassung depressiver Symptome (*Becks Depression Index*), um Patienten mit ausgeprägten depressiven Symptomen zu erfassen und ggf. eine weitergehende psychiatrische Mitbeurteilung zu empfehlen.

Für die Patienten gibt es zusätzlich die *MyDystonia App* (aktuell nur englischsprachig), mit der sich Krankheitssymptome und deren Auswirkungen im Alltag dokumentieren lassen. Diese App wurde von der Patientenselbsthilfegruppe *Dystonia Europe* entwickelt. Viele Patienten führen aber selbst Tagebuch über ihre Krankheitssymptome und bringen dies zum Folgetermin mit.

3.3. Diagnostik und Differenzialdiagnostik

Die Diagnose des **essentiellen Blepharospasmus** ist eine klinische Diagnose. Weitere bildgebende oder laborchemische diagnostische Verfahren sind dafür nicht erforderlich. Im Gegensatz zum **Spasmus hemifacialis** ist in der Regel keine MRT-Diagnostik erforderlich. Es empfiehlt sich allerdings eingangs eine gründliche augenärztliche Untersuchung, um Begleiterkrankungen wie z.B. ein Sicca-Syndrom, eine Blepharitis oder andere Lidproblematiken auszuschließen, die ggf. alleine oder in Kombination einen Blepharospasmus verstärken können. Patienten mit einem essentiellen Blepharospasmus vom Typ "häufger Lidschlag" werden umgekehrt häufig jahrelang vergeblich nur mit Tränenersatzmitteln therapiert, ohne dass an einen Blepharospasmus und eine (zusätzliche) Therapie mit Botulinumtoxin gedacht wird.

Der essentielle Blepharospasmus tritt generell beidseitig auf, kann initial jedoch mit einem Auge beginnen oder auch asymmetrisch auftreten. Daher ist die Abgrenzung zum **Spasmus hemifacialis** (☞ Kap. 4.) in der ersten Krankheitsphase nicht immer ganz einfach. So kann es vorkommen, dass zunächst ein Spasmus hemifacialis vermutet wird, nach ein- oder mehrmaliger Behandlung einer Seite mit Botulinumtoxin dann jedoch auch Probleme des anderen Auges bzw. der anderen Gesichtsseite offenbar werden, so dass dann die Diagnose eines essentiellen Blepharospasmus gestellt werden kann. Im Gegensatz zum essentiellen Blepharospasmus sind beim Spasmus hemifacialis jedoch schon früh meist auch Muskeln im unteren Gesichtsbereich mitbetroffen. Auch die für den Spasmus hemifacialis typische Brauenhebung während des Lidschlusses fehlt beim essentiellen Blepharospasmus.

Bei einigen Patienten besteht bereits initial oder im Verlauf der Erkrankung eine Mitbeteiligung weiterer Muskeln im Gesichtsbereich. Wenn auch die Muskeln im unteren Wangen- und Gesichtsbereich mitbetroffen sind, spricht man von einem **Meige-Syndrom**, welches ggf. eine Injektion weiterer Muskeln im Gesichtsbereich erforderlich machen kann.

Vom essentiellen Blepharospasmus abzugrenzen ist eine **Ptosis anderer Ursache**, die jedoch nicht die für den Blepharospasmus typischen sehr wechselhaften Verläufe zeigt und auch keine Lidkrämpfe. Selbst bei einer Ptosis durch eine **Myasthenie** kommt es nicht zu einem derart schnellen Wechsel von Augenöffnung und Augenschluss unabhängig von körperlicher Belastung. In Zweifelsfällen kann aber z.B. ein Simpson- oder Eistest sinnvoll sein.

Bei einer Unterform des essentiellen Blepharospasmus, dem sog. **Levatorinhibitionstyp** (in der englischsprachigen Literatur häufig als "*apraxia of eyelid opening*" bezeichnet, obwohl im engeren Sinn keine Apraxie), finden sich im Gegensatz zum typischen Blepharospasmus keine starken Krämpfe des M. orbicularis oculi, sondern es kommt eher zu einem lockeren Lidschluss, der einige Sekunden bis zum Teil wenige Minuten anhalten kann. Es zeigt sich jedoch keine dauerhafte Ptosis, sondern in beschwerdefreien Intervallen ist das Augenlid normal geöffnet. Hierbei besteht eine fehlerhafte Interaktion zwischen dem M. orbicularis oculi und dem M. levator palpebrae. Auch in diesen Fällen ist trotz fehlender Krämpfe eine niedrig dosierte Therapie mit Botulinumtoxin sinnvoll.

3.4. Therapie mit Botulinumtoxin

Botulinumtoxin ist der Goldstandard zur Behandlung des essentiellen Blepharospasmus. Das Botulinumtoxin wird dabei an mehreren Stellen periorbital in den Musculus orbicularis oculi injiziert. Als Anfangsdosis pro Auge bzw. Seite sind in der Regel Dosierungen zwischen 12,5 und 20 IE Botulinumtoxin (Botox® bzw. Xeomin®) ausreichend.

Die Vorbereitung des Botulinumtoxins und die allgemeine praktische Durchführung werden detailliert in Kap. 2. erläutert.

Beim essentiellen Blepharospasmus zeigen prätarsale Injektionen am Oberlid im Vergleich zu präseptalen Injektionen unterhalb der Augenbraue eine bessere Wirksamkeit und weniger Nebenwirkungen (☞ Abb. 3.2) (Lolekha, Choolam et al. 2017). Dies gilt nochmals mehr beim Levatorinhibitionstyp.

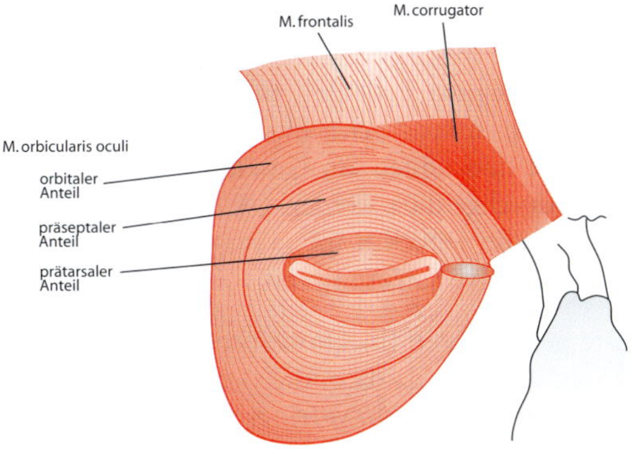

Abb. 3.2: Darstellung der verschiedenen Muskelanteile des M. orbicularis oculi.

Wir verwenden zur Behandlung des M. orbicularis oculi üblicherweise sechs periorbitale Injektionen, wie beispielhaft in Abb. 3.3 dargestellt: zwei prätarsal am Oberlid, zwei temporal des Auges, zwei am Unterlid. Falls es zu einer ausgeprägten Innervation im Brauenbereich kommt, sollten auch Injektionen medial oberhalb der Brauen im M. corrugator und/oder M. procerus-Bereich durchgeführt werden.

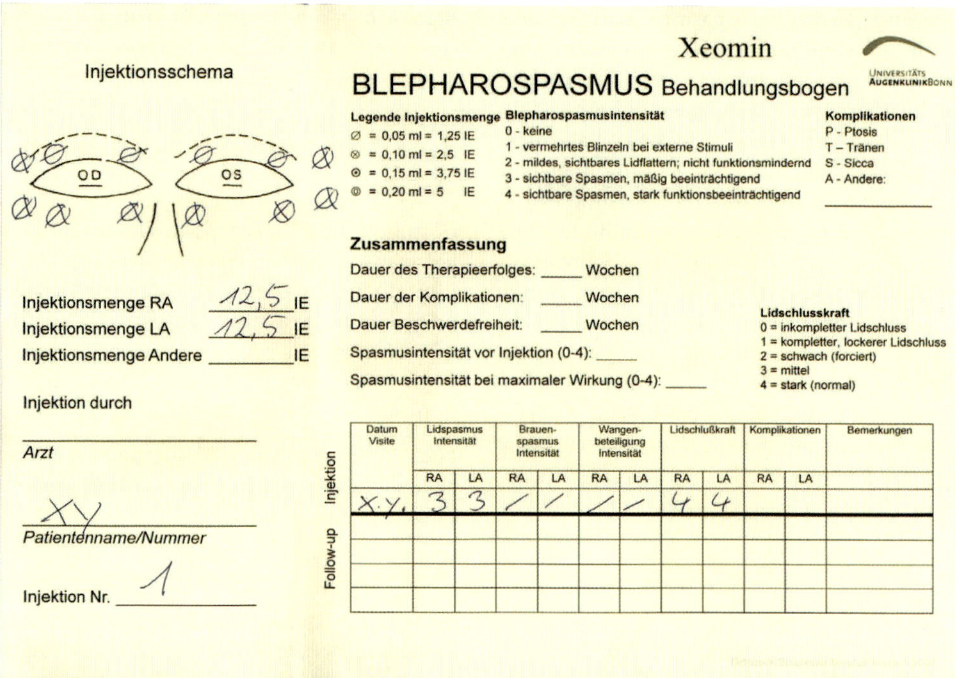

Xeomin

BLEPHAROSPASMUS Behandlungsbogen

Universitäts AugenklinikBonn

Injektionsschema

OD OS

Legende Injektionsmenge
∅ = 0,05 ml = 1,25 IE
⊗ = 0,10 ml = 2,5 IE
⊙ = 0,15 ml = 3,75 IE
◎ = 0,20 ml = 5 IE

Blepharospasmusintensität
0 - keine
1 - vermehrtes Blinzeln bei externe Stimuli
2 - mildes, sichtbares Lidflattern; nicht funktionsmindernd
3 - sichtbare Spasmen, mäßig beeinträchtigend
4 - sichtbare Spasmen, stark funktionsbeeinträchtigend

Komplikationen
P - Ptosis
T – Tränen
S - Sicca
A - Andere: ____

Zusammenfassung
Dauer des Therapieerfolges: ____ Wochen
Dauer der Komplikationen: ____ Wochen
Dauer Beschwerdefreiheit: ____ Wochen
Spasmusintensität vor Injektion (0-4): ____
Spasmusintensität bei maximaler Wirkung (0-4): ____

Lidschlusskraft
0 = inkompletter Lidschluss
1 = kompletter, lockerer Lidschluss
2 = schwach (forciert)
3 = mittel
4 = stark (normal)

Injektionsmenge RA 12,5 IE
Injektionsmenge LA 12,5 IE
Injektionsmenge Andere ____ IE

Injektion durch
____
Arzt

X Y
Patientenname/Nummer

Injektion Nr. 1

	Datum Visite	Lidspasmus Intensität		Brauenspasmus Intensität		Wangenbeteiligung Intensität		Lidschlußkraft		Komplikationen		Bemerkungen
		RA	LA	RA	LA	RA	LA	RA	LA	RA	LA	
Injektion	X.Y.	3	3	/	/	/	/	4	4			
Follow-up												

Abb. 3.3: Injektionsschema für periorbitale Injektionen, wie es an der Universitäts-Augenklinik Bonn verwendet wird, basierend auf dem Original-Injektionsschema von Alan Scott mit beispielhafter Injektion von R/L jeweils 12,5 IE Xeomin® verteilt auf 6 Injektionsorte: zwei prätarsal am Oberlid, zwei temporal des Auges, zwei am Unterlid. Am Oberlid wird bei prätarsalen Injektionen üblicherweise mit halber Dosierung injiziert, hier 1,25 IE Xeomin® pro Injektionsort, an den anderen Punkten in diesem Beispiel jeweils 2,5 IE (bezogen auf eine Verdünnung von 4 ml physiologische NaCl-Lösung auf 100 IE Botulinumtoxin).

Falls bei einem Patienten mit Blepharospasmus zusätzlich ein spastisches Ektropium besteht, können die Injektionen am Unterlid auch konfluierend durchgeführt werden (☞ Kap. 10.). Langfristig kann jedoch beim spastischen Entropium eine operative Sanierung sinnvoll sein.

Die periorbitalen Injektionen sollten streng subkutan erfolgen, da dann die Gefahr der Mitreaktion tieferer Muskeln verringert wird. Es hat sich bewährt, die Injektion im Liegen durchzuführen, da die Patienten sich dann ruhiger verhalten und auch der Spasmus sistiert. Grundsätzlich ist aber auch eine Injektion im Sitzen möglich. Wenn Patienten sehr schmerzempfindlich sind, kann die Applikation von lokalanästhetischer Creme 30 bis 60 Minuten vor der Injektion auf die Augenlider Abhilfe schaffen.

Wichtig ist eine gute Dokumentation, bei der genau die Injektionsorte mit jeweiliger Dosierung und das Präparat angegeben werden (☞ Abb. 3.3). Dies ist zum einen für folgende Injektionen bedeutsam, zum anderen auch für die Weitergabe von Informationen an Kollegen, da sonst bei einer Angabe von z.B. "25 IE Botulinumtoxin periorbital", nicht genau festgestellt werden kann, ob es sich um präseptale oder prätarsale Injektionen handelte, und welches Präparat verwendet wurde.

Für weitere Injektionsorte im Wangen und Gesichtsbereich (außerhalb der Zulassung) verwenden wir ein Schema vergleichbar Abb. 3.4, in das dann die Injektionen in die entsprechenden Muskeln markiert werden können. Dokumentationsbögen zur Angabe von Injektionsorten und Dosierungen können auch von den relevanten Pharmafirmen kostenfrei bezogen werden.

Bei Befall von Muskeln auch außerhalb der eigentlichen Augenregion, d.h. in Wangen- und tieferem Gesichtsbereich, sollte mit dem Patienten besprochen werden, ob dies primär angegangen werden sollte oder ob zunächst die Augensituation stabilisiert werden kann, je nach Ausprägung der Beschwerden. Falls die Augensymptomatik im Vordergrund steht und Wangen und Gesichtsbereich geringer betroffen sind, empfiehlt es sich, zunächst mit periorbitalen Injektionen zu beginnen, da diese häufig auch einen günstigen Einfluss auf die Zusatzsymptomatik haben. Wenn jedoch ausgeprägte Beschwerden auch im unteren Gesichtsbereich vorhanden sind, können hier bereits initial Injektionen durchgeführt werden. In Frage kommen hier insbesondere Injektionen in den M. zygomaticus major, den M. risorius, den M. mentalis und das Platysma (☞ Abb. 3.4).

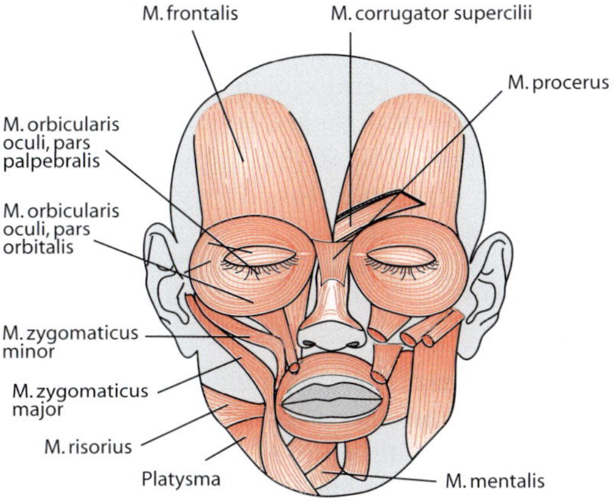

Abb. 3.4: Darstellung der Gesichtsmuskulatur mit für den essentiellen Blepharospasmus bzw. für das Meige-Syndrom relevanten Muskeln.

Injektionen in den Musculus zygomaticus major erfolgen üblicherweise etwa auf Höhe des Wangenknochens außen. Auf eine zu tiefe Injektion, insbesondere tiefer als etwa der Bereich des Nasenflügels sollte verzichtet werden, da es sonst zu einem hängenden Mundwinkel kommen kann.

Bei Krämpfen im Bereich des Nasenrückens oder der Nasenwurzel kann auch eine zusätzliche Injektion in den Musculus nasalis sinnvoll sein.

Falls es in den ersten Tagen nach Injektion, insbesondere nachts, zu einem leicht inkompletten Lidschluss kommt, kann die Empfehlung pflegender Augensalben zur Nacht (z.B. Dexpanthenol-haltige Augensalbe o.ä.) empfohlen werden.

Üblicherweise geht man von einer Wirkdauer des Botulinumtoxins von etwa 3 Monaten aus, wobei es hier große interindividuelle Unterschiede gibt. Gemäß den Fachinformationen der Hersteller bringen Behandlungen öfter als alle drei Monate normalerweise keinen zusätzlichen Effekt bzw. werden Injektionsabstände von weniger als 12 Wochen nicht empfohlen. Patienten, die eine längerdauernde Wirkung haben, können zum Teil auch mit Intervallen von 4 oder 5 Monaten zufriedenstellend behandelt werden. Umgekehrt gibt es Patienten, die eine Wirkdauer von nur 8 bis 10 Wochen haben und idealerweise auch in diesen Intervallen injiziert werden sollten (Wabbels et Roggenkämper 2012). Allerdings sollten Injektionsintervalle von 6 Wochen nicht unterschritten werden, da es sonst zu Antikörperbildung gegen das Toxin kommen könnte (Details bzgl. verkürzter Abstände vgl. auch Kap. 3.6.4.). Das praktische Vorgehen bei der Injektion ist in Kap. 2. im Detail beschrieben.

Botulinumtoxin-Injektionen bei essentiellem Blepharospasmus sind eine zugelassene Indikation, und daher kann auch die Verordnung des Präparates zu Lasten der gesetzlichen und privaten Krankenversicherungen erfolgen.

3.5. Patienteninformation

Unabhängig von der augenärztlichen Intervention ist eine gute Patientenaufklärung sehr wichtig. In Bonn werden neue Patienten regelmäßig zu einem Termin einbestellt, an dem dann mit Patienten und Angehörigen ein etwa einstündiges Informationsgespräch durchgeführt wird zum Krankheitsbild, zur Therapie und zu allen praktischen Aspekten der Krankheit und deren Auswirkungen auf die Lebensführung. Die Patienten haben dann im Anschluss die Gelegenheit, Fragen zu stellen und sich mit den anderen Patienten und Angehörigen auszutauschen.

Die Patienten werden auch auf die Patientenselbsthilfegruppe "Deutsche Dystonie Gesellschaft" (DDG) hingewiesen. Diese bietet regelmäßige Treffen in verschiedenen deutschen Städten und fördert den Austausch und die Vernetzung zwischen den Patienten. Sie richtet zusätzlich einmal im Jahr eine große deutschlandweite Patienteninformationsveranstaltung aus. Zusätzlich bietet sie Informationsmaterial im Internet und auch schriftlich. www.dystonie.de

3.6. Vorgehen bei unzureichendem Effekt

Falls das initial verwendete Injektionsschema noch nicht den gewünschten Erfolg erzielt, hat man folgende Möglichkeiten, um den Effekt zu verstärken:

- Dosissteigerung
- Anwendung neuer oder anderer Injektionsorte
- Wechsel des Präparates
- Änderung der Häufigkeit der Injektionen
- ergänzende Frontalis-Suspensions-Operation

Zur Überbrückung von Zeiten mit geringer Wirkung gegen Ende der Wirkungsphase nutzen einige Patienten auch sog. Ptosis-Bügel an ihrer Brille, mit denen die Augenlider kurzzeitig mechanisch nach oben geschoben werden können.

Je nach Ausmaß der Komorbiditäten kommt ggf. auch eine zusätzliche Versorgung mit antidepressiven Medikamenten über den Hausarzt bzw. betreuenden Neurologen in Betracht. Zum Teil werden von neurologischer Seite auch ergänzend Muskelrelaxanzien rezeptiert, deren Wirkung jedoch allenfalls als Ergänzung zur Botulinumtoxin-Therapie zu sehen ist.

Werden nun bei unzureichender Wirkung des Botulinumtoxins weitere Therapiemaßnahmen in Betracht gezogen, so sollten nicht mehrere Dinge gleichzeitig geändert werden, z.B. Wechsel des Präparates und gleichzeitige Erhöhung der Dosierung, da sonst nicht mehr nachzuvollziehen ist, was den gewünschten Effekt erzielt hat. Ebenfalls empfiehlt es sich, wenigstens zweimal, besser mindestens dreimal, beim gleichen Injektionsschema zu bleiben (außer natürlich im Falle von Nebenwirkungen), da erfahrungsgemäß nach jeder Injektion die Wirkung ein bisschen anders ist, auch in Abhängigkeit vom Allgemeinzustand des Patienten, Jahreszeit, Aktivität etc.

3.6.1. Dosisanpassung

Es empfiehlt sich selbst bei noch unbefriedigender Wirkung nicht, nach jeder Injektion die Dosis zu erhöhen, sondern diese sollte mindestens zweimal, besser dreimal belassen werden: Sonst läuft man in die Gefahr, die Dosis zu schnell zu erhöhen und die eigentlich richtige Dosis gewissermaßen zu überspringen. Einige Patienten stellen sich dann mit sehr hohen Dosierungen und schlaffen Gesichtszügen, zum Teil auch mit Botulinumtoxin-induzierter Ptosis vor. Dann kann es helfen, zunächst einmal die Dosierung deutlich zu reduzieren und die Injektionsorte anders zu wählen (insbesondere beim Levatorinhibitionstyp, s. unten).

Die meisten Patienten mit Augenbeschwerden lassen sich mit Dosierungen zwischen 10 und max. 30-35 IE pro Seite bzw. Auge gut stabilisieren. Es gibt nur wenige Patienten, die mehr als 35 IE pro Seite brauchen. Dies sind im Regelfall Patienten, bei denen auch Muskeln im unteren Wangen- und Gesichtsbereich mitbehandelt werden. Somit sollte ein Vial Botulinumtoxin von 100 IE normalerweise für jeden Blepharospasmus-Patienten ausreichend sein. Umgekehrt gibt es auch Patienten, insbesondere mit Levatorinhibitionstyp, die deutlich geringere Dosierungen benötigen. Hier reichen zum Teil 7,5 bis 10 IE pro Auge aus. Für Patienten mit geringerer Dosierung sind auch Vials von 50 IE verfügbar.

3.6.2. Anwendung neuer oder anderer Injektionsorte

Nach erfolgreicher Behandlung der Lidkrämpfe bzw. des unkontrollierten Lidschlusses sind in milderen Fällen häufig auch allein durch eine periorbitale Behandlung die Symptome im Wangenbereich gebessert. Umgekehrt können in anderen Fällen dann erst die Symptome im Wangenbereich für die Patienten relevanter werden oder die initial nur periorbital vorhandenen Spasmen treten nach einiger Zeit dann auch in unteren Gesichtsbereichen auf. Hier kann eine zusätzliche Behandlung weiterer Gesichtsmuskeln mit den Patienten besprochen werden. Bei ausgeprägten Krämpfen im Stirnbereich sollte immer auch an eine Behandlung der Corrugator-Muskeln nasal oberhalb der Braue gedacht werden. Diese Injektionsorte sollten allerdings nach Frontalis-Suspension (s.u.) nicht mehr verwendet werden. Die Entscheidung der Injektionsorte setzt eine Beobachtung des Patienten und ein Gespräch mit diesem über dessen Probleme im Alltag und dessen Wünsche voraus.

3.6.3. Auswahl des Präparats

Für den essentiellen Blepharospasmus sind die Präparate Botox®, Xeomin® und Dysport® in Deutschland alle gleichermaßen zugelassen. Auch wenn alle das gleiche wirksame Toxin enthalten, so unterscheiden sie sich doch in ihren Begleit- oder Komplexproteinen, so dass es durchaus sinnvoll sein kann, bei zu geringer Wirkung mit einem Präparat oder bei Nebenwirkungen das Präparat zu wechseln. Dabei ist bei einem Wechsel von Botox® zu Xeomin® (oder umgekehrt) die Dosierung die gleiche. Bei Dysport® ist zu beachten, dass hier die Dosierung um etwa das 3 bis 4-fache höher liegen muss.

3.6.4. Injektionsintervalle

Insgesamt zeigt Botulinumtoxin beim essentiellen Blepharospasmus eine Wirksamkeit bei deutlich mehr als 90 % der Patienten mit einer mittleren Wirkdauer von 10,6 Wochen (Kollewe et al. 2015). Bei Patienten, bei denen kürzere Injektionsintervalle verwendet werden, zeigte sich in Studien, dass Art und Häufigkeit der Nebenwirkungen nicht größer als bei längeren Intervallen sind (Wabbels et Roggenkamper 2012). Bei kürzeren Injektionsintervallen ist ein Vorteil von Xeomin® zu sehen, da dieses durch den fehlenden Gehalt von Begleit- oder Komplexproteinen vermutlich keine antigene Wirkung hat und es dadurch nicht zu einem antikörpervermittelten sekundären Therapieversagen kommen könnte. Die Injektionsintervalle können unproblematisch auf 10 Wochen verkürzt werden, auch 8-wöchige Injektionsintervalle können nach Re-Evaluation bei guter, aber zu kurzer Wirkung sinnvoll sein. In unserem Krankengut benötigen nur sehr wenige Patienten Intervalle zwischen 6 und 8 Wochen, hier sollte gut abgewogen werden, ob nicht andere Optionen eine Verbesserung bringen könnten. Entsprechend auch der FDA-Zulassung sind Intervalle von unter 6 Wochen oder Booster-Injektionen nicht zu empfehlen.

Die Wirkung des Botulinumtoxins ist stabil über mehrere Jahre. Sollten bei Patienten sehr kurze Injektionsintervalle angewendet werden, kann bei stabiler Wirkung versucht werden, diese im Laufe der Zeit wieder zu verlängern.

3.6.5. Frontalis-Suspension

Bei etwa 5 % der Patienten mit essentiellem Blepharospasmus kann durch die alleinige Injektion von Botulinumtoxin trotz Optimierung der Injektionen keine ausreichende Wirksamkeit erreicht werden. Hier kommen ergänzende Frontalis-Suspensions-Operationen in Betracht, ähnlich wie bei kongenitaler Ptosis oder Muskeldystrophien (Wabbels et Roggenkamper 2007). Dabei wird eine Verbindung zwischen dem Oberlid und dem M. frontalis geschaffen, so dass der Patient bei leichter Brauenhebung das Lid anheben kann, aber im entspannten Zustand wieder ein vollständiger Lidschluss möglich ist. In Bonn verwenden wir dafür in der Regel Goretex, da dies eine spätere Nachstraffung auch noch nach Jahren ermöglicht, es sind aber auch andere Materialien wie Fascia lata, Silikon oder Mersilene verfügbar. Diese Operationen sind bei Erwachsenen generell gut in örtlicher Betäubung durchführbar. Wichtig ist es, dem Patienten zu erklären, dass die Operation die Botulinumtoxin-Injektionen zwar ergänzen, aber nicht ersetzen können.

Nach Suspensions-Operation ist unbedingt darauf zu achten, dass anschließend keine Botulinumtoxin-Injektionen oberhalb der Augenbraue mehr durchgeführt werden, um die Wirkung der Frontalissuspension nicht zu behindern. Im Falle eines nach Jahren bestehenden nachlassenden Effektes kann bei Goretex-Fäden eine Nachstraffung der Fäden in Lokalanästhesie durch einen kleinen Schnitt oberhalb der Braue durchgeführt werden.

3.7. Nebenwirkungen der Botulinumtoxin-Behandlung und ihre Vermeidung

Die häufigsten Nebenwirkungen der periorbitalen Botulinumtoxin-Injektionen sind Hämatome, die auf die Injektion und nicht auf das Toxin zurückzuführen sind. Antikoagulantien und antithrombotisch wirksame Medikamente müssen vor der Behandlung **nicht** abgesetzt werden, sondern können und sollten unverändert weitergenommen werden (Wenninger et Wabbels 2022).

Die häufigsten toxinbedingten Nebenwirkungen sind eine in der Regel milde Ptosis und in noch selteneren Fällen Doppelbilder (<1 % der Injektionen). Bei einer milden Ptosis besteht kein Handlungsbedarf, diese bessert sich meist nach 2-4 Wochen. Eine Ptosis wird dadurch begünstigt, dass am Oberlid zu hoch und zu mittig injiziert wird. Falls es bei Patienten gehäuft zu Ptosen kommt, sollte besonders auf eine Injektion weiter außen am Lid geachtet werden (☞ auch Kap. 2.).

Im Falle von Doppelbildern sollte eine augenärztliche bzw. orthoptische Untersuchung erfolgen, um andere Ursachen für Doppelbilder auszuschließen. Vertikale Doppelbilder treten insbesondere bei zu naher und zu tiefer Injektion im mittleren Unterlidbereich durch Diffusion in Teile des M. obliquus inferior auf. Falls es bei Patienten zu gehäuften Doppelbildern kommt, könnte dieser Injektionspunkt weggelassen werden.

Weitere mögliche Nebenwirkungen sind Epiphora und Augenbrennen. Diese könnten jedoch auch durch die häufig assoziierten Sicca-Symptome mitbedingt sein. Es empfiehlt sich eine regelmäßige begleitende Applikation von Tränenersatzmitteln. In den ersten drei Wochen nach Injektion kann auch die Anwendung pflegender Augensalben oder -gele zur Nacht sinnvoll sein.

Anzahl und Ausmaß der Nebenwirkungen sind nicht von der Dauer der Therapie abhängig. So zeigt eine Langzeitstudie über mehr als 30 Jahre keine Zunahme der Nebenwirkungen im Therapieverlauf (Wabbels et al. 2022).

Patientenaufkleber/-daten *Datum:*
Name
Vorname
Geburtsdatum

Blepharospasmus

1. Jankovic-Score

	Schwere		Häufigkeit
0	Keine Symptome	0	Keine Symptome
1	Vermehrtes Blinzeln nur durch Wirkung externer Reize (z.B. grelles Licht, Wind, Lesen, Auto fahren etc.)	1	Leicht erhöhte Blinkfrequenz
2	Leichtes spontanes Blinzeln (ohne Spasmen), gut sichtbar, zeitweise störend, aber ohne funktionelle Beeinträchtigung	2	Augenflattern mit einer Blinkdauer unter einer Sekunde
3	Mittlere, deutlich sichtbare Spasmen der Augenlider, mittlere Beeinträchtigung	3	Spasmen der Augenlider länger als eine Sekunde; Augen sind in der Wachzeit länger als 50 % offen
4	Starke beeinträchtigende Spasmen der Augenlider mit wahrscheinlicher Beteiligung der Gesichtsmuskeln	4	Funktionelle Blindheit durch dauerhaftes Schließen der Augen in mehr als 50 % der Wachzeit
Score: ______		Score: ______	

2. Allgemeine Bewertung (Lidkrämpfe)

beschwerdefrei	leide extrem
0 %	100 %

3. BSDI

Lesen

❍ trifft für mich nicht zu

keine Einschränkung	aufgrund der Erkrankung nicht möglich
0 %	100 %

Auto fahren

❍ trifft für mich nicht zu

keine Einschränkung	aufgrund der Erkrankung nicht möglich
0 %	100 %

Fernsehen

❍ trifft für mich nicht zu

keine Einschränkung	aufgrund der Erkrankung nicht möglich
0 %	100 %

■ Einkaufen

❍ trifft für mich nicht zu	
keine Einschränkung	aufgrund der Erkrankung nicht möglich
0 %	100 %

■ Alltägliche Aktivitäten ausführen

❍ trifft für mich nicht zu	
keine Einschränkung	aufgrund der Erkrankung nicht möglich
0 %	100 %

■ Etwas zu Fuß unternehmen (Spazieren gehen)

❍ trifft für mich nicht zu	
keine Einschränkung	aufgrund der Erkrankung nicht möglich
0 %	100 %

■ 4. HFS-7 Items (Items 4-7 nach Tan et al. 2002)

■ Sie fühlen sich depressiv

0 %	100 %

■ Sie vermeiden Augenkontakt

0 %	100 %

■ Sie schämen sich aufgrund ihres Zustandes

0 %	100 %

■ Sie sind besorgt über die Reaktion anderer auf Sie

0 %	100 %

Literatur

Bedarf JR, Kebir S, Philipp Michelis J,Wabbels B, Paus S. Depression in blepharospasm: a question of facial feedback? Neuropsychiatr Dis Treat 2017;13:1861-1865.

Jankovic J, Orman J. Botulinum A toxin for cranial-cervical dystonia: a double-blind, placebo-controlled study. Neurology 1987;37(4):616-623.

Kollewe K, Mohammadi B, Köhler S, Pickenbrock H, Dengler R, Dressler D. Blepharospasm: long-term treatment with either Botox®, Xeomin® or Dysport®. J Neural Transm (Vienna) 2015;122(3):427-431.

Lolekha P, Choolam A, Kulkantrakorn K. A comparative crossover study on the treatment of hemifacial spasm and blepharospasm: preseptal and pretarsal botulinum toxin injection techniques. Neurol Sci 2017;38(11): 2031-2036.

Paus S, Gross J, Moll-Müller M, Hentschel F, Spottke A, Wabbels B, Klockgether T, Abele M. Impaired sleep quality and restless legs syndrome in idiopathic focal dystonia: a controlled study. J Neurol 2011;258(10): 1835-1840.

Wabbels B. Botulinumtoxin in der Augenheilkunde. Klin Monbl Augenheilkd 2019;236(6):825-836.

Wabbels B, Fimmers R, Roggenkämper P. Ultra-long-term therapy of benign essential blepharospasm with Botulinumtoxin A - 30 years of experience in a tertiary care center. Toxins (Basel) 2022;14(2).

Wabbels B, Jost WH, Roggenkämper P. Difficulties with differentiating botulinum toxin treatment effects in essential blepharospasm. J Neural Transm 2011;118(6): 925-943.

Wabbels B, Roggenkämper P. Long-term follow-up of patients with frontalis sling operation in the treatment of essential blepharospasm unresponsive to botulinum toxin therapy. Graefes Arch Clin Exp Ophthalmol 2007; 245(1):45-50.

Wabbels B, Roggenkämper P. Essenzieller Blepharospasmus Praxisnahe Therapie mit Botulinumtoxin unter Verwendung verkürzter Behandlungsintervalle. Der Ophthalmologe 2012;109(1): 45-53.

Wenninger FC, Wabbels B. Frequency of hemorrhagic side effects of botulinum neurotoxin treatment in patients with blepharospasm and hemifacial spasm on antithrombotic medication. Toxins (Basel) 2022;14(11).

4. Spasmus hemifacialis

Das Krankheitsbild des Spasmus hemifacialis (HFS, entsprechend dem vergleichbaren englischen Begriff *hemifacial spasm*) imponiert durch unwillkürliche tonisch-klonische Kontraktionen der facialisinnervierten mimischen Muskulatur einer Gesichtshälfte (Jost et al. 2022, 2019; Laskawi et Roggenkämper 2004). In der Literatur und im klinischen Alltag begegnen Ihnen synonyme Begriffe wie hemifacialer Spasmus oder Hemispasmus facialis. Wir bevorzugen den Begriff Spasmus hemifacialis (rechts/links), da hiermit unseres Erachtens die normalerweise vorliegende Einseitigkeit annonciert wird. Die Prävalenz des HFS liegt bei ca. 10:100.000 und beginnt meist mit zunehmendem Alter. Die Muskelkontraktionen betreffen vorwiegend den Musculus (M.) orbicularis oculi und können sich nach kranial und kaudal bis einschließlich zum Platysma ausbreiten (Jost et al., 2019). Getriggert werden diese unwillkürlichen Kontraktionen durch psychische und physische Belastungen. Der HFS ist keine Dystonie. Ursächlich für diese Erkrankung ist mehrheitlich ein pathologischer Gefäß-Nerven-Kontakt. Die Therapie des HFS umfasst diverse symptomatische und kausale Ansätze, wie eine konservative psychotherapeutische oder medikamentöse Therapie sowie chirurgische Therapieansätze. Die am meisten angewandte Therapie stellt seit mittlerweile Jahrzehnten die Injektion der mimischen Muskulatur mit Botulinumtoxin dar (Jost et al. 2022; Laskawi et al. 1994).

4.1. Pathogenese und Epidemiologie

Die Ursache dieser lange Zeit als psychogen eingeordneten Erkrankung ist bis dato nicht gänzlich geklärt. Die am häufigsten in der Literatur beschriebene Genese ist ein neurovaskuläres Kompressionssyndrom des Nervus (N.) facialis im Kleinhirnbrückenwinkel durch elongierte und pulsierende Arterien (Baizabal-Carvallo et Jankovic 2017; Jost et al. 2022). Das komprimierende Gefäß ist vornehmlich die sog. AICA (Arteria inferior anterior cerebelli, engl. "*anterior inferior cerebellar artery*"), außerdem werden eine Kompression durch die PICA (Arteria inferior posterior cerebelli, engl. "*posterior inferior cerebellar artery*") und der Vertebralarterie beschrieben. Vermutlich reicht ein pathologischer Gefäß-Nerven-Kontakt allein nicht aus, um einen HFS hervorzurufen, da auch bei bis zu 25 % nicht-erkrankter Menschen im Kernspintomogramm den N. facialis komprimierende Gefäßschlingen nachweisbar sind. Nicht-vaskuläre Ursachen des HFS beinhalten Raumforderungen in topographischer Nähe zum N. facialis, beispielsweise Meningeome, Vestibularisschwannome, Parotistumore oder infektiöse Prozesse (Abbruzzese et al. 2011; Jost et al. 2022). Das klinische Bild und die Schwere der Symptomatik werden durch die Lokalisation des Gefäß-Nerven-Kontaktes sowie durch das Ausmaß der Kompression beeinflusst.

Die Erkrankung beginnt mit zunehmendem Alter zwischen der 4. und 7. Lebensdekade. Frauen sind etwa zweifach häufiger betroffen als Männer. Eine genetische Prädisposition und Risikofaktoren wie Nikotin, arterieller Hypertonus und Gefäßerkrankungen werden diskutiert (Jost et al. 2022, 2019, 2017; Oliveira et al. 1999).

4.2. Klinisches Bild

Das klinische Bild des HFS ist geprägt von unwillkürlichen Kontraktionen der vom N. facialis innervierten mimischen Muskulatur (☞ Abb. 4.1). Der HFS betrifft in der Regel eine Gesichtshälfte, kann selten auch beidseits vorkommen. Die Symptomatik beginnt überwiegend mit dem M. orbicularis oculi und erstreckt sich nach kraniokaudal über die betroffene Gesichtshälfte bis einschließlich zum Platysma. Hierbei kann die beteiligte Muskulatur in verschiedenem Ausmaß betroffen sein. Getriggert und/oder verstärkt wird die Symptomatik durch psychische und physische Erregungszustände, Müdigkeit und Licht. In schweren Fällen können das Sehvermögen durch die Beteiligung des M. orbicularis oculi und die Artikulation durch die Beteiligung des M. orbicularis oris stark beeinträchtigt sein. Dies wirkt sich unweigerlich auf die Patientenwahrnehmung und -zufriedenheit aus und kann zu einer erheblichen Einschränkung der Lebensqualität bis hin zur sozialen Stigmatisierung der betroffenen Patient*innen führen (Jost et al. 2022; Laskawi et Roggenkämper 2004).

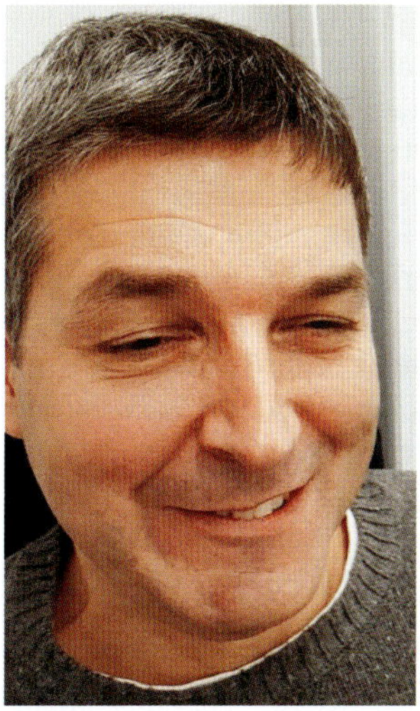

Abb. 4.1: Patient mit einem rechtsseitigen Spasmus hemifacialis. Zu erkennen sind die tonisch-klonischen Krämpfe der mimischen Muskulatur der betroffenen rechten Seite. Das Platysma ist rechts deutlich profilierter im Seitenvergleich. Die Stirnmuskulatur (M. frontalis) ist ebenso deutlich innerviert und zeigt eine Hebung der Hautfalten im Seitenvergleich. Der rechte Mundwinkel steht durch die Koaktivierung verschiedener Muskeln tiefer.

4.3. Differenzialdiagnosen

Differenzialdiagnostisch sollten Raumforderungen in topographischer Nähe zum N. facialis im Bereich des Hirnstammes ausgeschlossen werden. Die Abgrenzung zu anderen Bewegungsstörungen im Gesichtsbereich ist für die Diagnosestellung und das therapeutische Prozedere essenziell. Zu den bedeutsamsten Differenzialdiagnosen zählen der Blepharospasmus sowie Synkinesien nach einer Fazialisdefektheilung. Zu den Unterscheidungskriterien des Blepharospasmus zum HFS zählt der meist beidseitige Befall der ausschließlich periorbitalen Muskulatur (Jost et al. 2022; Laskawi et Roggenkämper 2004). Synkinesien nach einer Fazialisdefektheilung treten im Vergleich zum HFS nicht im Ruhezustand auf, sondern bei Aktivierung der mimischen Muskulatur. In diesen Fällen kann es differenzialdiagnostisch hilfreich sein, die Patient*innen aufzufordern zu blinzeln ("generalisiertes Blinzeln" durch synchrone Muskelbewegungen anderer Partien der mimischen Muskulatur). Auch an ein Meige-Syndrom sollte gedacht werden. Schließlich sollten in unklaren Fällen auch andere Bewegungsstörungen des Gesichts, wie beispielsweise Tic-Erkrankungen, oromandibuläre Dystonien und auch psychogene Störungen differenzialdiagnostisch abgeklärt werden (Jost et al. 2022, 2019; Laskawi et Roggenkämper 2004).

4.4. Diagnostik

Diagnostisch wegweisend sind das klinische Erscheinungsbild und die Anamnese. Im Rahmen der Erstdiagnostik sollte ein Tumorausschluss durch eine Kernspintomographie des Schädels erfolgen. Eine CISS-Sequenz ("*Constructive Interference in Steady-State")* in der MRT-Angiographie kann zur Darstellung des pathologischen Gefäß-Nerven-Kontaktes dienen. Zum Ausschluss einer peripheren Ursache wird eine Sonographie der Glandula parotidea empfohlen (Jost et al. 2022, 2017; Laskawi et al. 1994). In unklaren Fällen sollte eine elektrophysiologische Diagnostik wie beispielsweise eine Polygraphie mit Oberflächenelektroden, Nadel-EMG oder elektrische Stimulation des N. facialis in Erwägung gezogen werden (Jost et al. 2022, 2019, 2017).

4.5. Therapie

Die Therapie des HFS umfasst konservative und invasive chirurgische Maßnahmen. Zu den konservativen Therapieansätzen zählen unter anderem psychotherapeutische Verfahren sowie Bio-Feedback-Optionen (Laskawi et Roggenkämper 2004). Eine medikamentöse Therapie ist rein symptomatisch und beinhaltet den Einsatz membranstabilisierender Substanzen. Hier werden orale Antikonvulsiva bevorzugt eingesetzt (Jost et al. 2022; Laskawi et Roggenkämper 2004). In der Literatur werden verschiedene operative Therapien beschrieben. Die einzig kausale Therapie stellt die sog. "*Vessel loop*"-Dekompressions-Operation nach Jannetta dar (Jannetta et Kassam 1999). Ziel dieser Operation ist die Beseitigung des pathologischen Gefäß-Nerven-Kontaktes durch ein Interponat (muskulär oder fibrinös) zwischen dem nicht myelinisierten Abschnitt des Nervens und des "Kontakt-Gefäßes". Erfolgsraten werden mit bis zu 80-88 % innerhalb des ersten postoperativen Jahres beschrieben. Komplikationen beinhalten eine Fazialisparese, Synkinesien nach Fazialisdefektheilung oder eine Ertaubung. Diese werden mit einer Häufigkeit von 1,5-8 % in der Literatur genannt (Jost et al. 2022; Rosenstengel et al. 2012).

Seit nun über drei Jahrzehnten hat sich die symptomatische Behandlung mit lokalen Injektionen von Botulinumtoxin in die "überaktive" mimische Muskulatur als Therapie der Wahl bewährt. Sie ermöglicht den Patient*innen eine individuelle Therapie mit einer hohen Wirksamkeit und wenig bis kaum systemischen Nebenwirkungen, was auch im Rahmen klinischer Studien bestätigt werden konnte (Elston 1992; Defazio et al. 2002; Jost et Kohl 2001; Laskawi et al. 1994). Wichtig ist, dass die Patient*innen über die verfügbaren Therapieformen aufgeklärt werden und somit die Möglichkeit der "Therapiewahl" haben. Nach unseren Erfahrungen entscheiden sich nahezu alle Patient*innen für den weniger invasiven Therapieansatz. Das operative Verfahren bietet zudem auch keinen sicheren Schutz vor Rezidiven. Die drei Botulinumtoxin A-Präparate sind für diese Indikation in Deutschland zugelassen. Das Therapieschema wird entsprechend des klinischen Befundes und der Ausprägung individuell auf die Patient*in zugeschnitten. Injiziert werden von uns pro Punkt 1,25-5 IE OnabotulinumtoxinA (Botox®) oder IncobotulinumtoxinA (Xeomin®) sowie eine Gesamtdosis von ca. 7,5-40 IE pro Gesichtshälfte. Für AbobotulinumtoxinA (Dysport®) erfolgt die Injektion von 5-20 IE pro Injektionspunkt sowie von ca. 20-120 IE pro Gesichtshälfte. Die Notwendigkeit einer Dosissteigerung über lange Therapiezeiträume aufgrund möglicher Antikörperbildung wird beschrieben (Jost et al. 2022; Laskawi et Roggenkämper 2004).

In Abhängigkeit der Ausprägung und Intensität der pathologischen Bewegungsmuster sowie der subjektiven Wahrnehmung werden folgende Muskeln behandelt: der M. orbicularis oculi (die Injektionen in den M. orbicularis oculi können sowohl in den prätarsalen als auch in den präseptalen Anteil erfolgen), der Glabella-Bereich (M. corrugator supercilii, M. procerus), der M. frontalis, die Mm. zygomatici, der M. risorius, der M. levator labii superioris, der M. orbicularis oris, M. depressor labii superioris, der M. mentalis sowie auch das Platysma (☞ Abb. 4.2 und 4.3).

Unerwünschte Wirkungen der Botulinumtoxin-Therapie sind Paresen der injizierten und/oder umliegenden Muskulatur durch eine relative lokale Überdosierung, Fehlinjektionen oder Diffusion (Jost et al. 2022; Laskawi et al. 1994; Rohrbach et Laskawi, 2004). Insbesondere eine Ptosis und lokale Hämatome kommen hier vor. Daher sollten Injektionspunkte in der Mitte des Oberlids (M. levator palpebrae) und des medialen kaudalen Augenwinkels vermieden werden, um das Risiko einer Ptosis zu reduzieren und den aktiven Tränentransport nicht zu behindern, da dieser über das untere Tränenpünktchen auch aktiv muskulär reguliert wird. Ferner ist bei der Behandlung der kranialen und lateralen Mundwinkelmuskulatur die Gefahr eines herabhängenden Mundwinkels mit fehlender Speichelflusskontrolle zu beachten (Jost et al. 2022; Laskawi et Roggenkämper 2004; Rohrbach et Laskawi 2004). Erfahrungsgemäß halten die unerwünschten Nebenwirkungen zeitlich deutlich kürzer an als der erwünschte therapeutische Effekt. Beachtet man diese Fallstricke der Botulinumtoxin-Injektion, ist die Therapie hocheffektiv mit sehr guten Erfolgsraten. Nicht zu vernachlässigen ist die gewissenhafte Dokumentation des Injektionsschemas mit einem standardisierten Bogen. Wir verwenden einen klinikeigenen Standardbogen mit Dosierungssymbolen zur Dokumentation sowie zur Therapieoptimierung im Verlauf.

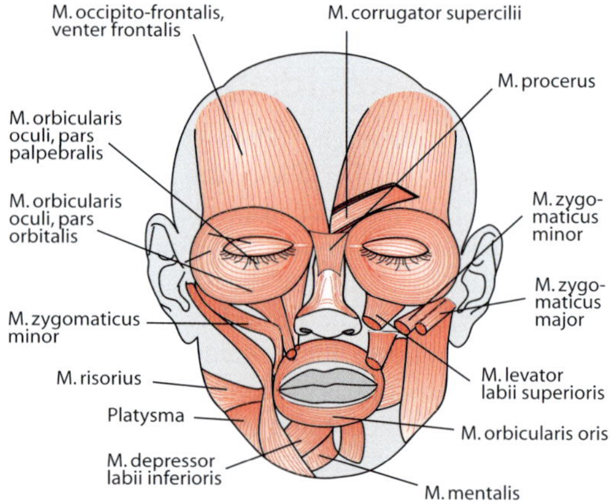

Abb. 4.2: Anatomie der mimischen Muskulatur: hier zu erkennen sind typische Muskeln, die bei fazialen Dyskinesien relevant sind.

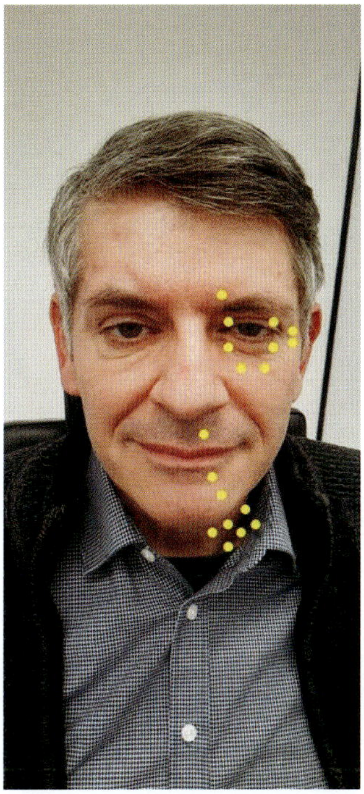

Abb. 4.3: Typische Injektionspunktregionen bei der Therapie mit Botulinumtoxin. Hierbei werden für die Indikation "Spasmus hemifacialis" kraniale und kaudale Regionen eingeschlossen. Für Empfehlungen zu speziellen einzelnen Injektionspunkten siehe obigen Text.

Zur Überprüfung des Therapieerfolges der Botulinumtoxin-Injektionen sowie der Lebensqualität der Patient*innen können Fragebögen eingesetzt werden (Tan et al. 2005; Wabbels et Roggenkämper 2012; Wabbels et Yaqubi 2021). Ein aktueller Fragebogen ("HFS-Score") wurde 2021 von der Universitäts-Augenklinik Bonn vorgestellt (Wabbels et Yaqubi 2021). Dieser erhebt und bewertet sowohl klinische Parameter als auch die subjektive Lebensqualität der Patient*innen (siehe HFS-Score im Anhang). Der HFS-Score ist ein geeignetes Instrument für den Einsatz in der klinischen Praxis, um einerseits die Botulinumtoxin-Therapie zu kontrollieren und sie andererseits an die Erfordernisse der HFS-Patient*innen anzupassen. Darüber hinaus kann er im Rahmen klinischer Studien eingesetzt werden, um Langzeitdaten der Botulinumtoxin-Therapie oder gar mikrovaskulären Dekompressionschirurgie zu erheben und gegebenenfalls Unterschiede in der Wirkung verschiedener Therapeutika zu bewerten (Wabbels et Yaqubi 2021). Eine Kopiervorlage des HFS-Score-Fragebogens findet sich am Ende dieses Kapitels.

Die meisten unserer Patient*innen präferieren eine symptomatische Therapie mittels Botulinumtoxin anstatt der kausalen deutlich invasiveren operativen Therapie im Bereich des Kleinhirnbrückenwinkels. Die Patientenzufriedenheit ist aufgrund der einfachen Anwendung, reversiblen Wirkung und wenig systemischer Nebenwirkungen höher als bei den alternativen therapeutischen Möglichkeiten. Ferner ist zu erwähnen, dass die operative Therapie auch bei Therapieversagen des Botulinumtoxins zu einem späteren Zeitpunkt immer erwogen und auch durchgeführt werden kann.

Patientenaufkleber/-daten *Datum:*
Name
Vorname
Geburtsdatum

HFS (Spasmus hemifacialis)-Score

1a) HFS Klinisch, Augenbeteiligung, Seite: ____________

	Schwere		Häufigkeit
0	Keine Symptome	0	Keine Symptome
1	Vermehrtes Blinzeln nur durch Wirkung externer Reize (z.B. grelles Licht, Wind, Lesen, Auto fahren etc.)	1	Leicht erhöhte Blinkfrequenz
2	Leichtes spontanes Blinzeln (ohne Spasmen), gut sichtbar, zeitweise störend, aber ohne funktionelle Beeinträchtigung	2	Augenflattern mit einer Blinkdauer unter einer Sekunde
3	Mittlere, deutlich sichtbare Spasmen der Augenlider, mittlere Beeinträchtigung	3	Spasmen der Augenlider länger als eine Sekunde; Augen sind in der Wachzeit länger als 50 % offen
4	Starke beeinträchtigende Spasmen der Augenlider mit wahrscheinlicher Beteiligung der Gesichtsmuskeln	4	Funktionelle Blindheit durch dauerhaftes Schließen der Augen in mehr als 50 % der Wachzeit
Score: _____		Score: _____	

1b) HFS Klinisch, Beteiligung der Wange

	Schwere		Häufigkeit
0	Keine Symptome	0	Keine Symptome
1	Leicht, kaum erkennbarer Spasmus, nur vom Patienten ausmachbar	1	Leicht erhöhte Frequenz der Krämpfe
2	Leicht, aber erkennbarer Spasmus	2	Krämpfe mit einer Dauer unter einer Sekunde
3	Mäßig erkennbarer Spasmus mit Beteiligung der Mundwinkel	3	Krämpfe mit einer Dauer über 1 Sekunde
4	Schwerer Spasmus mit Beteiligung der gesamten Wange	4	Krämpfe über mehr als 50 % der Wachzeit
Score: _____		Score: _____	

2. HFS subjektiv: gesundheitsbezogene Lebensqualität

1. Allgemeine Bewertung

beschwerdefrei	leide extrem
0 %	100 %

2. Probleme beim Autofahren

❍ Ich fahre nicht Auto (andere Gründe)

keine Einschränkung	aufgrund der Erkrankung nicht möglich
0 %	100 %

3. Probleme beim Lesen

keine Einschränkung	aufgrund der Erkrankung nicht möglich
0 %	100 %

4. Probleme beim Fernsehen / Sehen von Filmen

keine Einschränkung	aufgrund der Erkrankung nicht möglich
0 %	100 %

5. Sie fühlen sich depressiv

keine Einschränkung	aufgrund der Erkrankung nicht möglich
0 %	100 %

6. Sie vermeiden Augenkontakt

keine Einschränkung	aufgrund der Erkrankung nicht möglich
0 %	100 %

7. Sie schämen sich aufgrund Ihres Zustandes

keine Einschränkung	aufgrund der Erkrankung nicht möglich
0 %	100 %

8. Sie sind besorgt über die Reaktion anderer auf Sie

0 %	100 %

Literatur

Abbruzzese G, Berardelli A, Defazio G. Hemifacial spasm. Handb Clin Neurol 2011;100:675-680.

Baizabal-Carvallo JF, Jankovic J. Distinguishing features of psychogenic (functional) versus organic hemifacial spasm. J Neurol 2017;264:359-363.

Defazio G, Abbruzzese G, Girlanda P. Botulinum toxin A treatment for primary hemifacial spasm: a 10-year multicenter study. Arch Neurol 2002;59:418-420.

Elston JS. The management of blepharospasm and hemifacial spasm. J Neurol 1992;239:5-8.

Jannetta PJ, Kassam A. Hemifacial spasm. J Neurol Neurosurg Psychiatry 1999;66:255-256.

Jost WH, Kohl A. Botulinum toxin: evidence-based medicine criteria in blepharospasm and hemifacial spasm. J Neurol 2001;248 Suppl 1:21-24.

Jost WH, Laskawi R, Palmowski-Wolfe A, Spittau B, Urban PP. [Therapy of Hemifacial Spasm with Botulinum Toxin: an Update]. Fortschr Neurol Psychiatr 2022;90: 37-41.

Jost WH, Laskawi R, Palmowski-Wolfe A, Urban PP. [Therapy of Hemifacial Spasm with Botulinum Toxin]. Laryngorhinootologie 2019;98:247-251.

Jost WH, Laskawi R, Palmowski-Wolfe A, Urban PP. [Therapy of Hemifacial Spasm with Botulinum Toxin]. Fortschr. Neurol Psychiatr 2017;85:194-198.

Laskawi R, Ellies M, Drobik C, Bätz A. Botulinum toxin treatment in patients with hemifacial spasm. Eur Arch Oto-Rhino-Laryngol 1994;251:271-274.

Laskawi R, Roggenkämper P. (Eds.), 2004. Botulinumtoxin-Therapie im Kopf-Hals-Bereich, 2., aktualisierte und erw. Aufl. ed. Urban & Vogel, München.

Oliveira LD, Cardoso F, Vargas AP. Hemifacial spasm and arterial hypertension. J Mov Disord 1999;14:832-835.

Rohrbach S, Laskawi R . [Botulinum toxin in otorhinolaryngology]. HNO 2004;52:635-641.

Rosenstengel C, Matthes M, Baldauf J, Fleck S, Schröder H. Hemifacial spasm: conservative and surgical treatment options. Dtsch Arzteblatt Int 2012;109:667-673.

Tan EK, Fook-Chong S, Lum S-Y, Thumboo J. Validation of a short disease specific quality of life scale for hemifacial spasm: correlation with SF-36. J Neurol Neurosurg Psychiatry 2005;76:1707-1710.

Wabbels B, Roggenkämper P. Botulinum toxin in hemifacial spasm: the challenge to assess the effect of treatment. J Neural Transm 2012;119:963-980.

Wabbels B, Yaqubi A. Validation of a new hemifacial spasm grading questionnaire (HFS score) assessing clinical and quality of life parameters. J Neural Transm 2021; 128:793-802.

5. Synkinesien nach Fazialisdefektheilung

Synkinesien nach einer Fazialisdefektheilung bedeuten eine Veränderung der Mimik für betroffene Patienten mit Auswirkungen auf ihre Kommunikationsmöglichkeiten und ihr Selbstbild (Okland et al. 2022). Die Palette der Ursachen für eine solche Defektheilung des 7. Hirnnerven ist breit. Hier können z.B. maligne Tumore der Ohrspeicheldrüse, die eine Resektion und Rekonstruktion des Gesichtsnervs erforderlich machen, oder auch degenerativ verlaufene Paresen, z.B. nach einer Varicella-Zoster-Infektion ursächlich sein. Am meisten stigmatisierend bei Defektheilungen ist das Auftreten von Synkinesien (Beispiel ☞ Abb. 5.1) bei Bewegungen von für den emotionalen oder gewollten Zustand "ortsfremden" Muskeln der mimischen Muskulatur. Synkinesien werden auch als "Mitbewegungen/Massenbewegungen" oder "Grimassieren" bezeichnet. Klinisch äußern sich Synkinesien somit als nicht "vorgesehene" Bewegung mimischer Muskeln bei bestimmten willkürlichen oder unwillkürlichen Bewegungen. So treten sie sichtbar auf, wenn betroffene Patienten spontan (durch die aktuelle emotionale Situation bedingt) lachen, was sich z.B. dann durch eine synchrone Mitinnervation des Musculus orbicularis oculi zeigt, sodass der dann resultierende Gesichtsausdruck einen engeren Lidspalt oder gar kompletten Lidschluss im Vergleich zur gesunden Seite zeigt (☞ Abb. 5.1). Somit entsteht ein "nicht zur Situation passender mimischer Ausdruck", welcher von der Umwelt teilweise als "überraschend" wahrgenommen wird. Dieses wiederum hat soziale Auswirkungen für Patient*innen zur Folge (Okland et al. 2022). Da es sich um einen determinierten Zustand handelt, ist die kausale Behandlung der störenden fazialen Fehlbewegungen praktisch nicht möglich. Auf verschiedenen Ebenen der Fazialis-Innervation bzw. der Anatomie des 7. Hirnnerven sind therapeutische Interventionen aber dennoch denkbar. Roggenkämper et al. (Roggenkämper et al. 1991, 1994) haben in diesem Kontext die Möglichkeit der Behandlung von Synkinesien mit Botulinumtoxin erstmals beschrieben. Weitere zahlreiche Autoren haben die positive Wirkung bestätigt (Shinn et al. 2019; Díaz-Aristizabal et al. 2021).

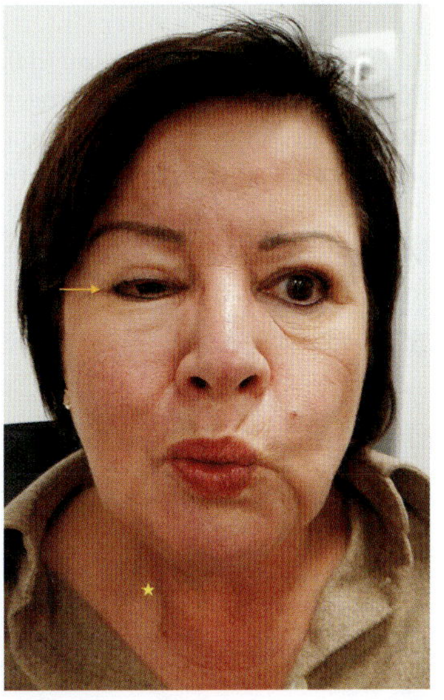

Abb. 5.1: Patientin mit Synkinesien nach Fazialisdefektheilung rechts. Zu erkennen ist die Mitbewegung des Musculus orbicularis oculi mit nahezu komplettem Augenschluss der betroffenen Seite bei der Intention "Mund spitzen". Ebenso ist zu erkennen, dass sich das Platysma bei dieser willkürlichen Bewegung profiliert und bei schlanken Halsformationen dadurch besonders ästhetisch beeinträchtigend wirken kann.

5.1. Behandlung

5.1.1. Behandlungsansätze

Es gibt verschiedene Behandlungsansätze zur Behandlung von Synkinesien. Es werden hier chirurgische Verfahren beschrieben (Pourmomeny et al. 2014), auch werden physiotherapeutische Ansätze oder Feedbackverfahren oder deren Kombination genannt. In der jüngeren Zeit wird die Behandlung mit Botulinumtoxin zunehmend als effektiv herausgestellt (Roggenkämper et al. 1991,1994; Pourmomeny et al. 2014; Shinn et al. 2019; Díaz-Aristizabal et al. 2021).

5.1.2. Praktische Durchführung

Nach unseren Erfahrungen ist eine geringere **Dosis** pro Punkt (z.B. 1,25 IE Inco- oder OnabotulinumtoxinA) bei Synkinesien zunächst ausreichend, um eine deutlich spürbare Besserung zu erlangen. Wir injizieren zumeist in einer Auflösung/Verdünnung der Trockensubstanz von 100 IE IncobotulinumtoxinA oder OnabotulinumtoxinA auf 4 ml physiologische Kochsalzlösung. Zur Injektion benutzen wir 1ml-Spritzen mit einer Unterteilung in 10 Subeinheiten pro 1 ml. Damit sind in 0,1 ml 2,5 IE der Substanz vorhanden. Die Platzierung der **Injektionspunkte** erfolgt im kranialen und kaudalen Gesichtsbereich. Typische Injektionspunkte im Bereich der mimischen Muskulatur sind in Abb. 5.2 dargestellt.

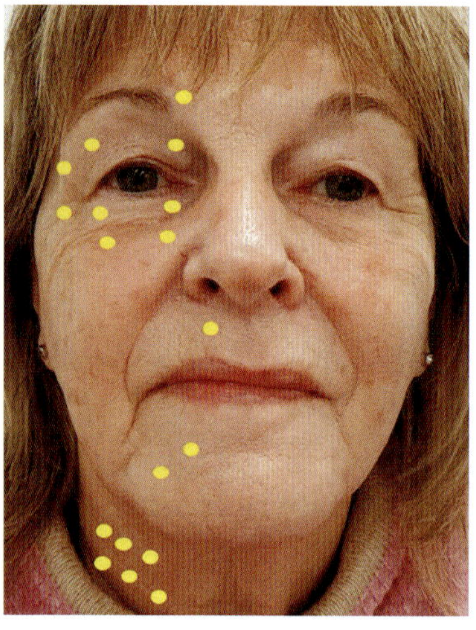

Abb. 5.2: Patientin mit Synkinesien nach Fazialisdefektheilung. Als gelbe Punkte sind typische Injektionsorte dargestellt. Das hier gezeigte Muster von möglichen Injektionspunkten ist nicht als "immer zu injizieren" anzusehen, vielmehr kann aus dieser Palette von Punkten (und noch weiteren) das jeweils für die Patient*innen geeignete Schema generiert werden.

Die Initial-Dosierung pro Injektionspunkt liegt in den meisten Fällen bei 1,25-2,5 IE der Substanz. Eine genaue **Dokumentation** ist hierbei erforderlich, damit man bei weiteren Vorstellungen die Topik der Injektionspunkte und die Dosis genau nachvollziehen kann und ggfs. eine Dosis-Erhöhung oder -Erniedrigung durchführen kann. Hierbei ist das Gespräch vor der nächsten Injektion zeitnah zur Injektion eminent wichtig. Die Auswahl der jeweiligen Punkte ist daher individuell (Mitbeteiligung der Patient*innen), d.h. nicht alle Patienten erhalten alle für die Indikation prinzipiell möglichen Punkte im Gesichtsbereich. Zu beachten ist weiterhin, dass der jeweils mediale Punkt im Bereich des Unterlides nicht zu weit medial gesetzt wird, da es sonst zu dem Problem / der Nebenwirkung "Augentränen" kommen kann. Ebenso sollte man im Bereich unterhalb des Auges nicht zu weit kaudal injizieren, da sonst ein"hängender Mundwinkel" resultieren könnte.

Hervorzuheben in diesem Zusammenhang ist das **Platysma** als Teil der mimischen Muskulatur (Laskawi et al. 2002). Bei pathologischer Mitinnervation kann das Platysma bei schlanken Halsformationen als sehr profiliert und prominent – und damit ästhetisch reduzierend – in Erscheinung treten und einen befremdenden Gesamt-Gesichtsausdruck bewirken. Ebenso kann eine "Verspannungssituation" des Platysmas resultieren, welche wiederum Schmerzen generieren kann. Durch adäquate chirurgische Verfahren und durch Botulinumtoxin-Injektionen über die Flächenausdehnung des Muskels kann hier eine deutliche Besserung erreicht werden (Laskawi et al. 2002). Dieses Injektionsareal birgt praktisch keine Gefahren des Auftretens von Nebenwirkungen, was die Therapie deutlich erleichtert.

In eigenen Untersuchungen fanden wir bei Synkinesien über einen längeren Zeitraum eine kontinuierliche leichte mittlere Dosis-Erhöhung, die auf eine Vermehrung der Injektionspunkte zurückzuführen war (Laskawi et al. 2014).

5.1.3. Nervenrekonstruktion

Ein weiterer wichtiger Aspekt ist die Möglichkeit der **kombinierten Behandlung** "Nerven-Rekonstruktion und Botulinumtoxin", um einen optimalen mimischen Outcome für betroffene Patient*innen zu erzielen (Laskawi 1997). Nach einer Nervenrekonstruktion treten immer Synkinesien auf, diese können dann durch lokale Injektionen wieder reduziert werden. Man sollte diese Möglichkeit vor Beginn der Therapie (chirurgischen Therapie) mit den Patient*innen besprechen.

5.1.4. Modifizierende Ansätze

Interessant erscheinen neuere modifizierende Ansätze in der Literatur. Durch **Injektionen in die kontralaterale, nicht betroffene Gesichtshälfte** können Verbesserungen der Symmetrie erreicht werden (Markey et Loyo 2017). Hierbei wird sozusagen die normal aktive Gesichtsmuskulatur der gesunden Seite adaptiert an den verminderten/ "synkinesischen" Innervationszustand der betroffenen Seite.

5.2. Nebenwirkungen

Die möglichen **Nebenwirkungen** gleichen denen der Behandlung von Patient*innen mit anderen Formen der Gesichtsdyskinesien, z.B. mit einem Blepharospasmus oder einem Spasmus facialis. Hier sind das Augentränen, eine Ptosis, ein Lagophthalmus, kleine Hämatome, ein Fremdkörpergefühl, Verschwommensehen, Lidödeme und Zephalgien zu nennen (Laskawi et Roggenkämper 2004). Wichtig ist, dass diese Nebenwirkungen von passagerer Natur sind und zumeist nach einem kurzen Zeitraum verschwinden. Der positive im Vergleich zu den Nebenwirkungen zeitlich längere Effekt der Innervationsminderung der betroffenen behandelten Gesichts-Regionen ist erwünscht und ein angestrebtes Ziel der lokalen Injektions-Therapie.

■ Fazit für die Praxis

Die Behandlung von Synkinesien mit Botulinumtoxin nach einer Fazialisdefektheilung hat sich als effektiv dargestellt. Die zu wählenden Dosierungen sind im unteren Bereich anzusiedeln. Bei adäquater Injektionstechnik sind Nebenwirkungen selten und akzeptabel. Beratend kann dem Patienten im Falle des Auftretens mitgeteilt werden, dass diese reversibel sind.

Literatur

Okland TS, Willens SH, Pepper JP. Synkinesis and communicative participation. Facial Plast Surg Aesthet Med 2022 Oct 18. Epub ahead of print.

Roggenkämper P, Laskawi R, Damenz W, Schröder M, Nüssgens Z. Unwillkürlicher Lidschluss im Zuge einer Defektheilung nach Fazialisparese und dessen Behandlung mit Botulinus-Toxin. Klin Monbl Augenheilkd 199;198(4):268-70.

Roggenkämper P, Laskawi R, Damenz W, Schröder M, Nüssgens Z. Orbicular synkinesis after facial paralysis: treatment with botulinum toxin. Doc Ophthalmol 1994; 86(4):395-402.

Shinn JR, Nwabueze NN, Du L, Patel PN, Motamedi KK, Norton C, Ries WR, Stephan SJ. Treatment patterns and outcomes in botulinum therapy for patients with facial synkinesis. JAMA Facial Plast Surg 2019;21(3):244-251

Díaz-Aristizabal U, Valdés-Vilches M, Fernández-Ferreras TR, Calero-Muñoz E, Bienzobas-Allué E, Aguilera-Ballester L, Carnicer-Cáceres J. Effect of botulinum toxin type A in functionality, synkinesis and quality of life in peripheral facial palsy sequelae. Neurologia (Engl Ed). 2021:S0213-4853(21)00032-3.

Pourmomeny AA, Asadi S. Management of synkinesis and asymmetry in facial nerve palsy: a review article. Iran J Otorhinolaryngol 2014;26(77):251-6.

Laskawi R, Rohrbach S, Rödel R. Surgical and nonsurgical treatment options in patients with movement disorders of the platysma. J Oral Maxillofac Surg 2002;60(2): 157-62.

Laskawi R, Niemczewska A, Schneider S, Winterhoff J, Beutner C, Rohrbach S. Änderung von Dosis und Injektionsmuster der Botulinumtoxin-Langzeittherapie fazialer Dyskinesien. Laryngorhinootologie 2014;93(3): 186-92.

Laskawi R. Combination of hypoglossal-facial nerve anastomosis and botulinum-toxin injections to optimize mimic rehabilitation after removal of acoustic neurinomas. Plast Reconstr Surg 1997;99(4):1006-11.

Markey JD, Loyo M. Latest advances in the management of facial synkinesis. Curr Opin Otolaryngol Head Neck Surg 2017;25(4):265-272.

Laskawi R, Roggenkämper P. Synkinesien. In Laskawi R, Roggenkämper P (Hrsg): Botulinumtoxintherapie im Kopf-Hals-Bereich. pp 102-113, Urban und Vogel 2004

6. Schielbehandlung

6.1. Strabismus als erste medizinische Indikation für Botulinumtoxin

Bereits 1978 behandelte der amerikanische Augenarzt Alan Scott Schielpatienten mit Botulinumtoxin und seither hat Botulinumtoxin einen Siegeszug durch fast alle Bereiche der Medizin angetreten (Scott 1980). Dabei ist die ursprüngliche Indikation **Strabismus** im Vergleich zu den anderen Indikationen deutlich in den Hintergrund gerückt. Bei Erwachsenen mit stabilen Strabismusformen würden die meisten Strabismus-Spezialisten eine Operation empfehlen. Es gibt jedoch einige Krankheitsbilder, bei denen Botulinumtoxin sinnvoll eingesetzt werden kann. Dies sind Schielformen, bei denen es entweder noch nicht zu einem stabilen Befund gekommen ist, oder bei denen Operationen nicht möglich sind. In diesen Fällen, wie z.B. bei einer akuten Abduzensparalyse oder bei Schielformen bei endokriner Orbitopathie kann eine Botulinumtoxin-Injektion Doppelbilder reduzieren, eine Muskelkontraktur verhindern bzw. reduzieren und auch zur ästhetischen Rehabilitation beitragen bis entweder eine Spontanheilung aufgetreten ist oder eine endgültige operative Sanierung möglich ist.

Die Verwendung von Botulinumtoxin in der Schielbehandlung ist dabei sehr vom jeweiligen Land oder sogar von den individuellen Spezialisten abhängig. Es gibt einige Länder, in denen die Indikation wesentlich großzügiger gestellt wird. Jedoch gibt es für viele Indikationen nur eine eingeschränkte wissenschaftliche Evidenz, da die meisten Publikationen entweder retrospektiv sind oder Kohorten-Studien oder Fallberichte darstellen. Aktuell gibt es für Botulinumtoxin in der Strabologie allerdings nur sechs randomisierte Untersuchungen (Rowe et Noonan 2017). In Deutschland wird Botulinumtoxin als Medikament bei wenigen Sonderindikationen in der Strabologie verwendet.

6.2. Vorteile der Botulinumtoxin-Injektion

Bei Botulinumtoxin-Injektionen handelt es sich um eine schnelle und kostengünstige Behandlung, die gewöhnlich ambulant durchgeführt werden kann. Das Risiko ernster Komplikationen ist minimal, und die Injektion kann bei Erwachsenen in der Regel in Tropfanästhesie durchgeführt werden. Bei Kindern wird allerdings eine Vollnarkose benötigt. Ebenso kann die Injektion ohne Wirkungsverlust beliebig häufig wiederholt werden. Da die Wirkung nach einigen Wochen nachlässt, kann auch bei noch nicht stabiler Schielwinkelsituation eine Behandlung durchgeführt werden.

6.3. Nachteile der Botulinumtoxin-Injektion

Im Gegensatz zu Augenmuskeloperationen ist eine Dosierung fast nicht bzw. wesentlich ungenauer möglich, und die sich ergebende Augenstellung ist weitaus weniger stabil als nach einer Augenmuskeloperation. So ändert sich in den Wochen nach der Injektion der Schielwinkel ständig und nach ca. 8 bis 10 Wochen kann von einem Wirkungsverlust ausgegangen werden. Somit können für den Patienten aufgrund der sich ändernden Schielwinkel Doppelbilder auftreten. Bei Kindern ist insbesondere eine Ptosis als unerwünschte Nebenwirkung ungünstig, da diese zu Amblyopie führen kann. Ebenso können vertikale Doppelbilder für Patienten störend sein.

In Deutschland ist die Anwendung von Botulinumtoxin zur Schielbehandlung *off-label* im Gegensatz z.B. zur Schweiz oder zu den USA, wo Botulinumtoxin bereits seit 1989 zur Schielbehandlung zugelassen ist. Das liegt nicht an der fehlenden Wirksamkeit, sondern an den zu geringen Patientenzahlen, die eine Zulassung zu aufwendig machen.

6.4. Augenmuskelinjektionen bei erwachsenen Patienten

6.4.1. Praktische Durchführung

Bei erwachsenen, kooperativen Patienten werden Augenmuskelinjektionen in der Regel in Tropfanästhesie durchgeführt. Dafür werden vorher mehrfach lokalanästhetische Augentropfen in das entsprechende Auge appliziert außer bei Injektion in den Musculus rectus inferior, wo die Injektion in der Regel transkutan durchgeführt, so dass keine Lokalanästhesie erforderlich ist (s.u.). **Es empfiehlt sich eine Injektion unter Kontrolle eines EMGs (Elektromyogramms), um den Muskel sicher aufzufinden.** Ein kleines akustisches EMG-Gerät ist hierfür ausreichend (☞ Abb. 6.1). Für die EMG-geführte Injektion werden spezielle EMG-Nadeln verwendet, die an der Spitze ein EMG ableiten können und durch die direkt injiziert werden kann.

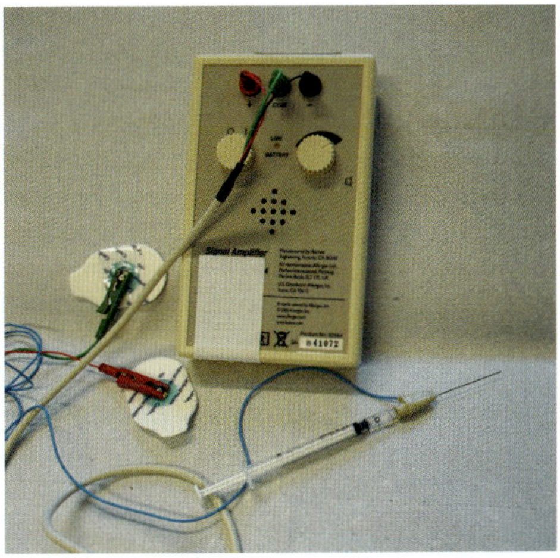

Abb. 6.1: EMG-Gerät mit akustischem Signal zum Auffinden von Augenmuskeln für die Botulinumtoxin-Injektion, bereits fertig vorbereitet mit beschichteter 27G-EMG-Nadel (Bo-ject®) und Klebeelektroden.

Falls kein EMG zur Verfügung steht, kann ein erfahrener Strabologe den Musculus rectus medialis eventuell auch ohne EMG injizieren. Bei allen anderen Augenmuskeln oder bei Sondersituationen sollte jedoch ein EMG verwendet werden. Falls dies nicht verfügbar ist, ggf. kann eine Injektion nach kleiner Eröffnung der Bindehaut im OP direkt in den Muskel durchgeführt werden.

Die Injektion erfolgt am liegenden oder halb sitzenden Patienten. Am häufigsten wird der Musculus rectus medalis (z.B. in Fällen von Abduzensparesen bzw. -paralysen) transkonjunktival injiziert wie in Abb. 6.2 zu sehen. Dabei kann es hilfreich sein, den Bulbus mit einer Pinzette zu stabilisieren bzw. etwas nach außen zu ziehen, da dies der Patient ja nicht selber kann. Der Patient sollte auf ein von einem Assistenten gehaltenes Fixationsobjekt blicken, und das Auge soweit wie möglich in die angegebene Richtung bewegen. Die Augenlider können dabei entweder durch einen Lidsperrer oder von einer Hilfsperson aufgehalten werden. Beim Stich durch die Konjunktiva ist dann zunächst auf eine tangentiale Stichrichtung zu achten, bevor die Injektionsnadel zunächst in Richtung medialer Orbitawand vorgeschoben wird und dann von außen den Muskelbauch trifft.

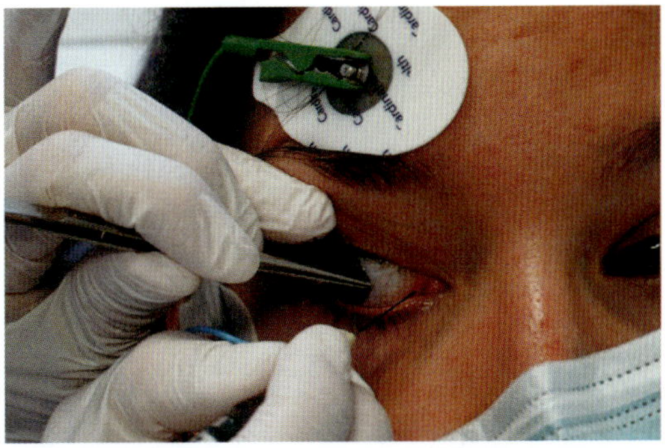

Abb. 6.2: Injektion in den M. rectus medialis am rechten Auge: Nach Gabe lokalanästhetischer Augentropfen wird der Bulbus mit einer Pinzette stabilisiert und die EMG-Nadel transkonjunktival knapp lateral der Plica tangential des Bulbus nach medial Richtung Orbitakante vorgeschoben und dann von außen in den Muskelbach des M. rectus medialis vorgeschoben.

Anschließend sollte der Patient in allen Fällen in Richtung des zu injizierenden Muskels sehen, und das EMG-Signal zeigt sich dann als ein spezifischer Ton. Wenn die EMG-Nadel im Muskel platziert ist, wird das Toxin langsam injiziert. Danach ist es wichtig, die Nadel langsam zurückzuziehen, um keinen Reflux zu erzeugen. Schließlich ist es empfehlenswert, eine Funduskontrolle in Mydriasis durchzuführen, um eine Sklera-Perforation sicher auszuschließen. Diese sind jedoch bei EMG-kontrollierter Injektion extrem selten.

Nebenwirkungen der Injektion entstehen am ehesten durch Diffusion in benachbarte Strukturen, am häufigsten transiente Ptosis und störende Vertikalabweichungen.

6.4.2. Probleme bei voroperierten Muskeln und hoher Myopie

Bei voroperierten Patienten ist zu beachten, dass es zu Vernarbungen im Injektionsbereich gekommen sein könnte. Insbesondere nach ausgeprägten Rücklagerungen kann eine EMG-gesteuerte Injektion in den Augenmuskel zudem schwierig sein, da dann die Nadel sehr tief gestochen werden müsste und kaum noch kontrollierbar wäre. Bei ausgeprägter Myopia magna ist ebenfalls eine Injektion durch die veränderten Bulbusverhältnisse und die dünne Sklera nicht zu empfehlen.

6.4.3. Dosierung

Es gibt keine genauen Dosierungsrichtlinien für die Augenmuskelinjektionen. Üblicherweise werden 2,5 bis 5 IE Botulinumtoxin (OnabotulinumtoxinA bzw. IncobotulinumtoxinA) verwendet, seltener bis 7,5 IE in Abhängigkeit von Schielwinkel und Krankheitsbild. Bei unzureichender Wirkung trotz guter Injektionstechnik und guten Potenzialen in der EMG-Ableitung kann bei der Folgeinjektion die Dosis um etwa 50 % erhöht werden.

6.4.4. Antikoagulation

Im Gegensatz zum Vorgehen beim essentiellen Blepharospasmus und damit auch beim Konvergensspasmus ist bei Injektion in die Augenmuskeln eine Injektion unter Antikoagulation nicht empfehlenswert, da es hier zu peri- und retrobulbären Blutungen kommen könnte. Daher sollten diese Medikamente falls möglich vorher abgesetzt werden, ansonsten ist die Indikation extrem kritisch zu sehen.

6.5. Strabologische Indikationen für Botulinumtoxin

6.5.1. Abduzensparese/-paralyse

Bei frischen Abduzensparesen mit Augenbeweglichkeit über die Mittellinie kommt initial in der Regel eine Versorgung der Patienten mit Folienprismen in Betracht. Bei ausgeprägten Motilitätsstörungen oder Abduzensparalysen mit fast aufgehobener Augenmotilität ist jedoch eine Prismenversorgung meist nicht mehr möglich. In diesen Fällen ist auch im akuten Zustand eine Botulinumtoxin-Injektion in den Musculus rectus medialis am betroffenen Auge sinnvoll. Dies führt zum einen zur Verbesserung der Augenstellung, verhindert aber zum anderen auch eine Kontraktur des Musculus rectus medialis, die eine spätere Augenmuskeloperation erschweren könnte. Zusätzlich korreliert die nach wenigen Wochen nachlassende Toxin-Wirkung häufig mit einer Erholung des gelähmten Augenmuskels. Falls dies nicht so sein sollte, kann nach einigen Wochen eine erneute Botulinumtoxin-Injektion vorgenommen werden, bis bei stabilem Befund nach ca. einem Jahr eine Augenmuskeloperation durchgeführt werden kann. Bei beidseitiger Abduzensparalyse ist die Botulinumtoxin-Injektion auch funktionell sehr wichtig: Der Patient kann sonst nur mit beiden Augen jeweils seine Nase ansehen und benötigt extreme Kopfdrehungen, um über den Nasenrücken etwas anzuschauen.

Bei anderen Augenmuskelparesen wie kompletten oder inkompletten Okulomotoriusparesen und Trochlearisparesen ist die Botulinumtoxin-Therapie schwieriger einzusetzen. Bei der Okulomotoriusparese besteht initial häufig eine Ptosis, die die Doppelbilder verhindert. Durch die Beteiligung meist mehrerer Augenmuskeln kann eine Botulinumtoxin-Injektion die häufig bestehende Kombination aus horizontalen, vertikalen und rotatorischen Doppelbildern in der Regel nicht ausgleichen. Prinzipiell kommt eine Injektion in den M. rectus lateralis in Betracht. Dieser ist jedoch im Vergleich zum M. rectus medialis deutlich dünner und liegt zudem aufgrund seines Verlaufs dem Bulbus dicht an, so dass er deutlich schwieriger zu injizieren ist.

Bei der Trochlearisparese überbrücken viele Patienten die Zeit bis zur Operation mit einer Kopfzwangshaltung, evtl. mit zusätzlicher Prismengabe oder Okklusion. Es gibt hier nur wenige Daten und Literatur zur entsprechenden Injektion in den Gegenspieler (Musculus obliquus inferior).

6.5.2. Endokrine Orbitopathie mit Motilitätsstörung

Bei der endokrinen Orbitopathie kann es häufig zu großen vertikalen Schielstellungen aufgrund entzündlicher Veränderungen an einem (oder beiden) M. rectus verticalis kommen. Diese sind durch Prismengabe vielfach schwierig auszugleichen und für den Patienten auch ästhetisch entstellend. Falls die Schielstellung noch nicht stabil ist und die Schilddrüsensituation auch noch nicht stabil eingestellt ist, sollte zunächst mit einer Augenmuskeloperation zugewartet werden. Hier kann vielen Patienten mit einer Botulinumtoxin-Injektion in den M. rectus inferior weitergeholfen werden. Aufgrund der meist ausgeprägten Muskelverdickung ist dieser Muskel in der Regel transkutan relativ einfach zu treffen. Bei der transkutanen Injektion in den M. rectus inferior empfiehlt es sich, die untere Orbitakante zu tasten und mit der EMG-Nadel transkutan schräg nach unten zu stechen zwischen Bulbus und Orbitaknochen und dann nach etwa 15 mm Eindringtiefe die Nadel nach oben zu schieben, um den Muskelbauch entsprechend zu treffen.

Prinzipiell kommt bei ausgeprägten horizontalen Schielstellungen auch eine Injektion in einen oder beide Mm. rectus mediales in Betracht. Derartige Schielstellungen lassen sich aber häufiger durch Prismen ausgleichen. Je frischer dabei die endokrine Orbitopathie und die Schielstellung sind, umso besser ist das Ansprechen auf die Botulinumtoxin-Injektion, da es da noch zu keiner ausgeprägten Fibrosierung des Muskels gekommen ist. Um ein möglichst gutes Ansprechen zu gewährleisten, ist bei endokriner Orbitopathie eine Injektion innerhalb der ersten 6 Monate günstig, jedoch ist durchaus auch später noch ein Therapieversuch möglich.

6.5.3. Abschätzung der Gefahr postoperativer Doppelbilder

Während der Vorbereitung zu einer Schieloperation ist bei wenigen Patienten trotz Prismenausgleich und Traktionstest nicht klar zu entscheiden, ob sie postoperativ Doppelbilder wahrnehmen würden. Früher hat man daher in diesen Fällen eher von einer Schieloperation abgeraten, allerdings ist häufig ein vorübergehender Ausgleich der Schielstellung durch eine Botulinumtoxin-Injektion möglich. Der Patient kann dann unter Alltagsbedingungen bei annähernd gerader Augenstellung entscheiden, ob es wirklich zu Doppelbildern kommen würde. Die Erfahrung zeigt, dass dies tatsächlich nur bei sehr wenigen Patienten der Fall ist (Nüssgens et Roggenkamper 1993). In diesen Fällen würde man dann auf eine Augenmuskeloperation verzichten bzw. diese geringer dosieren. Bei der großen Mehrheit der Patienten zeigt sich nach Geradestellung des Bulbus mit Botulinumtoxin keine relevante Doppelbildproblematik, so dass diese Patienten operiert werden können.

6.5.4. Botulinumtoxin bei medizinischen Kontraindikationen gegen Schieloperationen

Es gibt Patienten, bei denen bereits 2 oder sogar 3 gerade Augenmuskeln an einem Auge operiert wurden, so dass eine weitere Operation an einem geraden Augenmuskel zu einer Ischämieproblematik führen könnte. In diesen seltenen Indikationsfällen käme eine Botulinumtoxin-Injektion in Betracht. Diese müsste jedoch voraussichtlich regelmäßig wiederholt werden, da die Botulinumtoxin-Injektionen nur vorübergehend wirken. Dies ist erfahrungsgemäß von wenigen Patienten gewünscht.

6.5.5. Konvergenzspasmus

Beim Konvergenzspasmus kommt es für den Patienten unkontrollierbar zu einem plötzlichen Innenschielen mit Naheinstellungsreaktion durch Konvergenz, Akkommodation und Nahmiosis. Die Patienten leiden unbehandelt an störenden Doppelbildern und Verschwommensehen. Obwohl zahlreiche neurologische Erkrankungen vermutet wurden, die einen Konvergenzspasmus auslösen, wird in der Mehrzahl der Fälle eher eine psychische Komponente als Auslöser eines funktionell bedingten Krankheitsbildes vermutet. Bei diesen Patienten ist daher insbesondere auch auf psychiatrische Komorbiditäten wie Depressionen, Angst- oder Persönlichkeitsstörungen zu achten. Auch belastende Lebenssituationen können einen Konvergenzspasmus auslösen.

Periorbitale Botulinumtoxin-Injektionen können die Symptome des Konvergenzspasmus lindern und damit die häufig bereits durch die Grunderkrankung(en) ausgeprägte Einschränkung der Lebensqualität bessern (Hess et al. 2021). Dabei kann in vielen Fällen eine periorbitale Botulinumtoxin-Injektion entsprechend dem Vorgehen beim essentiellen Blepharospasmus (☞ Kap. 3.) zu einer Linderung der Beschwerden führen, bis psychiatrische oder psychologische Behandlungsoptionen greifen. Diese Injektionen können wiederholt werden, falls die Probleme persistieren, eine dauerhafte Behandlung wie beim essentiellen Blepharospasmus ist in der Regel aber nicht erforderlich. Üblicherweise ist eine Dosierung von 12,5 IE (OnabotulinumtoxinA/IncobotulinumtoxinA) pro Auge ausreichend. In seltenen Fällen kann bei unzureichendem Ansprechen auch eine Injektion in die Mm. rectus mediales (vgl. oben) durchgeführt werden.

6.5.6. Botulinumtoxin beim Nystagmus

Es gibt mehrere Fallberichte zu Botulinumtoxin-Injektionen beim Nystagmus. Zusammengefasst kann man jedoch sagen, dass dies keine überzeugende Therapieoption darstellt. Bei Injektion der geraden Augenmuskeln ist es extrem schwierig bis unmöglich, alle Muskeln gleichermaßen zu injizieren, so dass nicht auch noch Doppelbilder entstehen, und dies dann in regelmäßigen Abständen zu reproduzieren. Prinzipiell kommt auch eine Injektion von Botulinumtoxin im Bereich der Orbitaspitze in Betracht, ähnlich wie bei einer Retrobulbäranästhesie. Dabei sind dann jedoch in der Regel relativ hohe Dosierungen erforderlich, die wiederum eine Ptosis hervorrufen können. Somit würde man bei Nystagmus allenfalls eine Botulinumtoxin-Injektion bei bettlägerigen Patienten mit extrem schlechten Visus in Erwägung ziehen, die durch einen ausgeprägten Nystagmus Probleme haben, z.B. Personen zu erkennen oder fernzusehen.

6.6. Strabismus bei Kindern: Unzureichende Studienlage

In anderen Ländern wird Botulinumtoxin zum Teil auch zur Therapie beim frühkindlichen Strabismus durchgeführt. Hier ist jedoch die Datenlage trotz zum Teil bereits jahrelanger Anwendung recht dürftig und kontrollierte randomisierte Studien fehlen (Issaho et al. 2017). Nachteilig ist, dass bei diesen Kindern dann bis zum Erreichen des gewünschten Effektes häufig zwar kürzere aber mehrere Vollnarkosen notwendig sind, da bei fehlender Binokularität in der Regel die alte Schielstellung wieder erreicht wird. Bei Kindern sind neben den häufigen Narkosen zusätzlich das Risiko eines vertikalen Schielens und einer Ptosis als amblyogene Faktoren ungünstig. Die Datenlage ist insgesamt eingeschränkt, aber die wenigen verfügbaren Studien sprechen eher gegen Botulinumtoxin-Injektionen beim frühkindlichen Schielsyndrom wie beim Strabismus divergens intermittens (Wabbels 2016). Aktuell rekrutiert eine Schweizer Studie Kinder und Teenager mit erworbener Esotropie. Es wird sich zeigen, ob in diesem speziellen Krankengut die Botulinumtoxin-Injektion einen Vorteil gegenüber Augenmuskeloperationen zeigen wird.

■ Fazit für die Praxis

Eine Botulinumtoxin-Injektion in einen Augenmuskel kann immer dann sinnvoll sein, wenn eine Schieloperation (noch) nicht möglich ist. Dies gilt vor allem für

- frische Abduzensparalysen bzw. ausgeprägte Abduzensparesen
- noch nicht stabile endokrine Orbitopathien mit Motilitätsstörungen
- diagnostische Injektion zur Abschätzung möglicher postoperativer Doppelbilder

Beim Konvergenzspasmus kann die periorbitale Injektion von Botulinumtoxin vergleichbar zur Technik beim essentiellen Blepharospasmus eine Therapieoption sein.

Als Primärtherapie bei stabilen Schielformen wie dem frühkindlichen Schielsyndrom oder dem Strabismus divergens intermittens oder bei stabilen horizontalen und vertikalen Schielabweichungen bei Erwachsenen kann Botulinumtoxin demgegenüber nach aktueller Studienlage nicht empfohlen werden.

Literatur

Hess K, Schmitt M, Wabbels B. Periorbital injections of botulinum toxin a: A novel therapeutic option for convergence spasm in neuropsychiatric disorders. J Neurol 2021

Issaho DC, Ramos de Souza Carvalho F, Keiko Uyeno Tabuse M, Christian Carrijo-Carvalho L, de Freitas D. The use of botulinum toxin to treat infantile esotropia: A systematic review with meta-analysis. Invest Ophthalmol Vis Sci 2017;58(12):5468-5476.

Nüssgens Z, Roggenkamper P. Botulinum toxin as a tool for testing the risk of postoperative diplopia. Strabismus 1993;1(4):181-186.

Rowe FJ, Noonan CP. Botulinum toxin for the treatment of strabismus. Cochrane Database Syst Rev 2017;3: CD006499.

Scott AB. Botulinum toxin injection into extraocular muscles as an alternative to strabismus surgery. Ophthalmology 1980;87(10):1044-1049.

Wabbels B. Zum Einsatz von Botulinumtoxin in der Strabologie. Der Ophthalmologe 2016;113(7):544-549.

7. Endokrine Orbitopathie

Botulinumtoxin kann insbesondere im aktiven Stadium einer endokrinen Orbitopathie in doppelter Weise nützlich sein: Beim mechanisch bedingten Schielen und bei Oberlidretraktionen.

7.1. Strabismus bei endokriner Orbitopathie

Durch Verdickung und fehlende Elastizität von Augenmuskeln kann es bei endokriner Orbitopathie zu Motilitätseinschränkungen und z.T. ausgeprägten Schielstellungen kommen. Sind die Musculi recti inferiores beidseitig etwa symmetrisch betroffen, kommt es zu einem beidseitigen Hebungsdefizit, so dass die Patienten nur mit einer Kopfzwangshaltung mit Kinnhebung im Abblick sehen können. Bei einseitigem oder deutlich asymmetrischem Hebungsdefizit kommt es zusätzlich zu ausgeprägten vertikalen Schielstellungen, die aufgrund der Inkomitanzen durch Prismen in der Regel nicht ausgeglichen werden können.

In diesen Fällen kommt eine ein- oder beidseitige Botulinumtoxin-Injektion in den oder die Musculi recti inferiores in Betracht, solange noch keine Normalisierung der Schilddrüsenparameter vorliegt und die Schielstellung noch nicht stabil ist. Die Technik der Muskelinjektion ist in Kap. 6. beschrieben. Im stabilen Zustand ist dann eine Augenmuskeloperation möglich.

Prinzipiell kommt auch eine Muskelinjektion in einen oder beide Mm. recti mediales in Betracht bei mechanisch bedingter Esotropie bei endokriner Orbitopathie. Die horizontalen Schielwinkel lassen sich jedoch häufig besser durch Prismen ausgleichen als die vertikalen, so dass dies in der Praxis weniger bedeutsam ist.

7.2. Oberlidretraktion bei endokriner Orbitopathie

7.2.1. Krankheitsbild

Bei der endokrinen Orbitopathie kommt es sehr häufig zu einem ein- oder beidseitigen Exophthalmus mit Oberlidretraktion. Dies kann zu Augenbenetzungsstörungen mit Missempfindungen und Fremdkörpergefühl führen, in ausgeprägten Fällen auch zur Expositionskeratopathie mit Visusminderung durch den mangelhaften Lidschluss und die fehlende Benetzung. Die Patienten sind durch Exophthalmus im Zusammenhang mit der Lidretraktion und der dadurch sichtbaren oberen Sklerasichel häufig zusätzlich ästhetisch deutlich beeinträchtigt (☞ Abb. 7.1a+b).

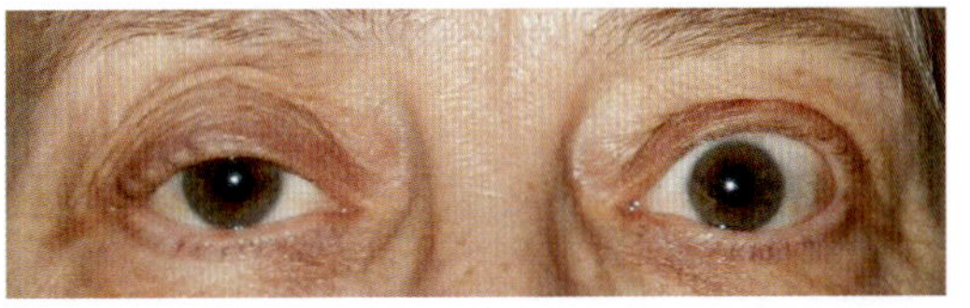

a

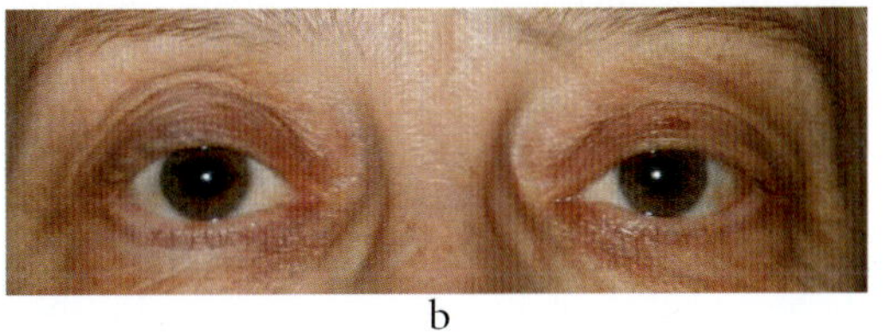

b

Abb. 7.1a+b: Patientin mit endokriner Orbitopathie und Lidretraktion links. **a:** Vor Botulinumtoxin-Injektion; **b:** 10 Tage nach Botulinumtoxin-Injektion.

7.2.2. Therapieoptionen

Operative Verfahren am Lid zur Lidsenkung kommen frühestens bei 6 Monaten Befundstabilität in Betracht, wenn es zu einer inaktiven endokrinen Orbitopathie gekommen ist und eine stabile euthyreote Stoffwechsellage vorliegt.

Zu empfehlen ist bereits bei milden Beschwerden eine intensive Benetzungstherapie mit Tränenersatzmitteln. Zur Nacht werden gelartige Tränenersatzmittel oder pflegende Augensalben verwendet. In einzelnen Fällen kann bei ausgeprägtem inkomplettem Lidschluss nachts auch ein Uhrglasverband notwendig werden.

Je nach Ausmaß der Erkrankung kann eine zusätzliche Therapie mit Botulinumtoxin in das oder die Oberlid(er) für die Patienten sinnvoll sein, bei denen die Situation noch nicht stabil ist oder die sich (noch) keiner Operation unterziehen wollen. Alan Scott schlug bereits 1973 erstmalig eine transkutane Botulinumtoxin-Injektion zur Therapie einer Lidretraktion vor und diese Injektionen haben sich in den letzten 50 Jahren für viele Patientin funktionell und ästhetisch als sehr segensreich erwiesen (Scott et al. 1973).

Bei der transkutanen Injektionstechnik, ähnlich der Technik zur Induktion einer protektiven Ptosis, kommt es allerdings in vielen Fällen zu einem zu starken Lidschluss oder einer unerwünschte Ptosis. 2002 wurde dann erstmalig von Uddin et al. ein konjunktivaler Zugang vorgestellt, der dem heute noch durchgeführten Verfahren entspricht (Uddin et Davies 2002).

7.2.3. Praktische Durchführung der Oberlidinjektion

Zunächst werden mehrfach lokalanästhesierende Augentropfen appliziert. Das Oberlid wird dann mittels eines Desmarres-Lidhakens bei Abblick des Patienten doppelt ektropioniert. Subkonjunktival werden knapp oberhalb des Tarsus insgesamt zwei Injektionen pro Lid gesetzt, je eine in der Mitte des medialen und des lateralen Drittels des Lides (☞ Abb. 7.2). Wir verwenden dafür eine 30G-Nadel und eine Verdünnung des Botulinumtoxins (bezogen auf OnabotulinumtoxinA oder IncobotulinumtoxinA) von 25 IE/ml (☞ Kap. 2.).

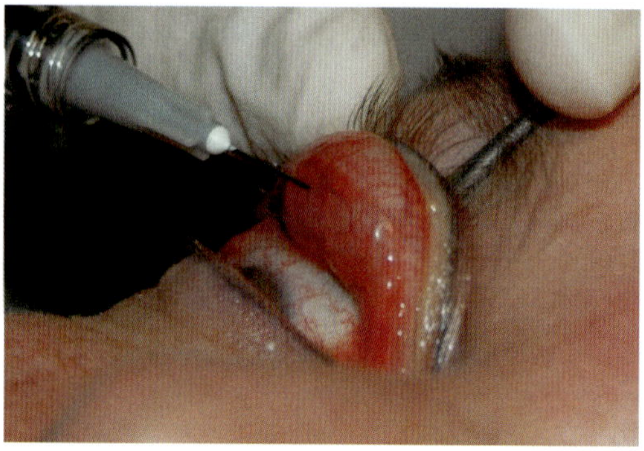

Abb. 7.2: Transkonjunktivale Injektion nach doppeltem Ektropionieren: Je eine Injektion in der Mitte des inneren und der Mitte des äußeren Liddrittels etwas oberhalb des Tarsus.

Je nach Ausmaß der Lidretraktion verwenden wir eine Anfangsdosis von 2 × 2,5 IE über 2 × 3,75 IE bis zu maximal 2 × 5 IE pro Auge (Wabbels et Förl 2007). Es empfiehlt sich im Zweifel zunächst mit der etwas schwächeren Dosis zu beginnen, um keinen stärkeren Übereffekt zu induzieren. Der Wirkungseintritt beginnt in der Regel nach 2 bis 3 Tagen, wobei sich die Wirkung in den ersten zwei Wochen steigert, was manchmal zu einem leichten Übereffekt nach 2 bis 3 Wochen führt. Die Wirkdauer beträgt in der Regel 2 bis 4 Monate. Dann kann eine Nachinjektion mit ggf. Dosisanpassung durchgeführt werden.

Mögliche unerwünschte Nebenwirkungen der Oberlidinjektion sind wie oben erwähnt ein Über- oder Untereffekt. Ebenfalls sind kleinere Hämatome möglich. Bei transkonjunktivaler Injektionstechnik ist eine Diffusion in die Augenmuskeln unwahrscheinlich. Prinzipiell ist natürlich auch eine Verletzung des Auges möglich, jedoch bisher nicht in der Literatur beschrieben.

7.2.4. Indikationsstellung

Besonders günstig ist die Wirkung der Botulinumtoxin-Injektionen bei frischer und aktiver Lidretraktion und bei einer Lidretraktion oberhalb des Limbus von 1 bis 2 mm. Die Erfahrung zeigt jedoch, dass selbst nach einer länger dauernden Lidretraktion noch ein Therapieversuch sinnvoll sein kann.

Bei einer Lidretraktion bis 2 mm kann die Skleraexposition häufig behoben werden. Bei Lidretraktionen von 3 mm und mehr besteht auch bei einer höheren Dosis BoNT/A häufig noch ein gewisser Untereffekt und die Wirkung ist schlechter vorhersehbar. Mögliche Einflussfaktoren sind dabei die Dauer der bereits bestehenden Lidretraktion, Muskelfibrosierung, Entzündungsreaktionen und Ödeme.

Nach wiederholten Injektionen zeigt sich bei einigen Patienten eine Besserung der Oberlidretraktion, die nicht nur durch eine verbesserte Schilddrüsensituation oder eine Restwirkung des Botulinumtoxins erklärt werden kann, zumal die Besserung häufig noch nach mehr als einem Jahr besteht. In diesen Fällen ist dann keine operative Oberlidverlängerung mehr notwendig. Ansonsten kann bei stabiler Schilddrüsensituation und Befundstabilisierung eine operative Lidverlängerung durchgeführt werden.

Auf Wunsch der Patienten sind jedoch auch weiterhin regelmäßige Botulinumtoxin-Injektionen mit sehr geringem Nebenwirkungsspektrum möglich.

Literatur

Scott AB, Rosenbaum A, Collins CC. Rosenbaum. Pharmacologic weakening of extraocular muscles. Invest Ophthalmol 1973;12(12):924-927.

Uddin JM, Davies PD. Treatment of upper eyelid retraction associated with thyroid eye disease with subconjunctival botulinum toxin injection. Ophthalmology 2002;109(6):1183-1187.

Wabbels B, Förl M. Botulinumtoxin bei Überfunktion der Tränendrüse, spastischem Entropium und Oberlidretraktion bei endokriner Orbitopathie. Ophthalmologe 2007;104(9):771-776.

8. Therapeutische Ptosis

8.1. Indikationen der therapeutischen Ptosis

Die therapeutische Ptosis wird häufig als protektive Ptosis bezeichnet, da sie die Hornhaut vor langfristigen Schäden bis hin zur Perforation schützen kann. Sie wird bei schwerwiegenden und therapieresistenten Erkrankungen der Hornhaut wie Ulzerationen mit tiefen Substanzdefekten und Krankheitsbildern mit inkomplettem Lidschluss angewandt.

Eine durch Botulinumtoxin induzierte Ptosis kann durch eine Injektion von Botulinumtoxin in den Musculus levator palpebrae nahe der Orbitakante erreicht werden. Dabei werden insgesamt 15 bis 20 IE nahe der Orbitakante an je drei Punkten transkutan und transkonjunktival appliziert (☞ Abb. 8.1 und 8.2). Die Wirkung tritt nach wenigen Tagen ein und besteht zwei bis drei Monate.

Bei der Durchführung einer therapeutischen Ptosis steht der Erhalt und temporäre Schutz des Auges im Vordergrund (Laskawi 2004).

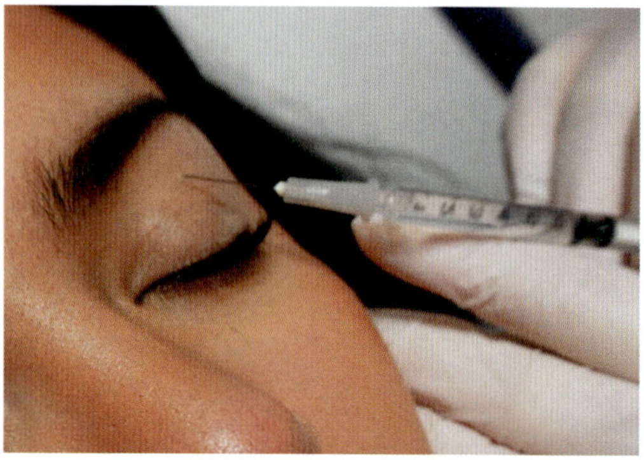

Abb. 8.1: Applikation von Botulinumtoxin in den Musculus levator palpebrae in der Nähe der Orbitakante transkutan.

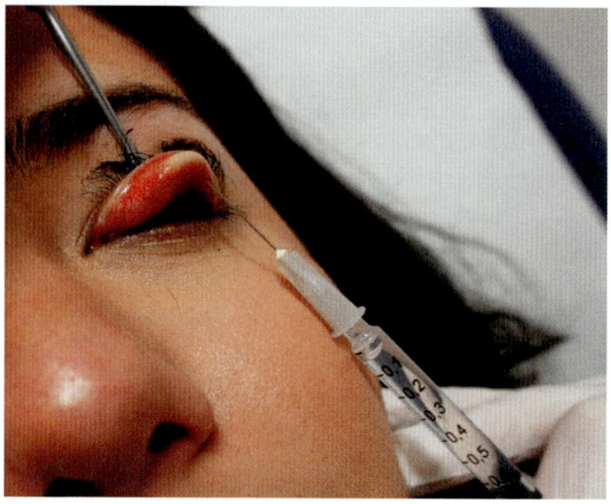

Abb. 8.2: Applikation von Botulinumtoxin in den Musculus levator palpebrae in der Nähe der Orbitakante transkonjunktival.

8.2. Lagophthalmus

Ein Lagophthalmus bezeichnet die Unmöglichkeit des Lidschlusses eines oder beider Augen und ist eine mögliche Indikation für die Durchführung einer protektiven Ptosis. Ein Lagophthalmus kann auf Grund einer Fazialisparese entstehen, da es über eine Dysfunktion des Musculus orbicularis oculi zu einem unvollständigen Lidschluss kommt. Dabei kann ausgehend von einer Benetzungsstörung der Hornhaut mit Keratitis punctata superficialis, eine **Keratitis e lagophthalmo** bis hin zum Hornhautulcus entstehen. Bei schwerwiegenden Befunden kann es zur Perforation der Hornhaut kommen. Dies betrifft vor allem die Hornhaut im unteren Drittel bzw. der unteren Hälfte und wird auch als Expositionskeratitis bezeichnet. Die Patienten leiden dabei häufig unter Schmerzen, Augenrötung, Schwellung, Fremdkörpergefühl, Epiphora und Verschwommensehen.

Eine Expositionskeratopathie wird zunächst mittels intensiver lokaler Applikation von unkonservierten Tränenersatzmitteln und Salben behandelt. Bei Therapierefraktivität kann der Einsatz einer therapeutischen Kontaktlinse erwogen werden, wobei das erhöhte Infektionsrisiko berücksichtigt werden muss. Bei schwerwiegender Schädigung der Hornhaut besteht die Möglichkeit einer temporären Tarsorrhaphie oder des Einsatzes von Botulinumtoxin zur Induktion einer vollständigen Ptosis. Hierbei besteht der Vorteil, dass OP-Komplikationen vermieden werden können. Zusätzlich kann im Gegensatz zur Tarsorrhaphie das Augenlid leicht angehoben und die Augenoberfläche kontrolliert werden, ebenfalls können Augenmedikamente durch Anheben des Lides unkompliziert verabreicht werden. Der Effekt ist nach zwei bis drei Monaten vollständig reversibel, die Behandlung mit Botulinumtoxin kann jedoch falls erforderlich wiederholt werden. Insbesondere ist die Anwendung von Botulinumtoxin auch dann zu empfehlen, wenn man annimmt, dass sich die Fazialisparese wieder bessert. Außerdem sollte man sich vor Injektion zwingend von der Funktionsfähigkeit des anderen Auges überzeugen (Kanski 2012).

Ursachen einer Expositionskeratopathie:

- Neuroparalytisch durch Fazialisparese (z.B. nach Schlaganfall oder nach Resektion eines Akustikusneurinoms)
- Mechanisch durch Lidnarben oder nach Lidoperationen (z.B. nach Bestrahlungen oder traumatisch)

8.3. Ulcus corneae

Bei der Genese eines Ulcus corneae spielen infektiöse, rheumatische und neuroparalytische Faktoren eine entscheidende Rolle.

Die Keratopathia neuroparalytica entsteht durch eine partielle oder vollständige Hypanästhesie der Hornhaut durch einen Verlust der Trigeminusinnervation. Dies kann durch systemische Erkrankungen wie einen Diabetes mellitus, eine erworbene Schädigung des Trigeminus oder kongenitale Innervationsstörungen ausgelöst werden.

Bei der infektiösen Genese können sowohl bakterielle als auch virale Erreger eine Rolle spielen. Eine Herpes-simplex- und Herpes-zoster-Keratitis führen ebenfalls zu einer Desensibilisierung der Hornhaut und können so schmerzlose tiefe Hornhautschädigungen verursachen.

Rheumatische Ulzerationen der Hornhaut entstehen vor allem limbusnah auf Grund der Ablagerung von Immunkomplexen wie bei der peripheren ulzerativen Keratitis. Dies induziert eine chronische Entzündungsreaktion mit der Freisetzung von Matrixmetalloproteinasen und einen stromalen Substanzabbau. Dabei besteht eine häufige Assoziation mit rheumatoider Arthritis und der Granulomatose mit Polyangiitis (Kanski 2012).

In der Abb. 8.3 ist ein Rezidiv eines Herpes-assoziierten Ulcus eines rechten Auges zu sehen. Es wurden bereits eine Keratoplastik sowie mehrfache Amnionmembrantransplantationen durchgeführt. Der Visus war auf diesem Auge auf Handbewegungen reduziert, sodass eine protektive Ptosis angewendet wurde. Darunter stabilisierte sich der Befund.

Die protektive Ptosis dient dem Erhalt und Schutz des Auges bei schwerwiegenden Erkrankungen der Hornhaut.

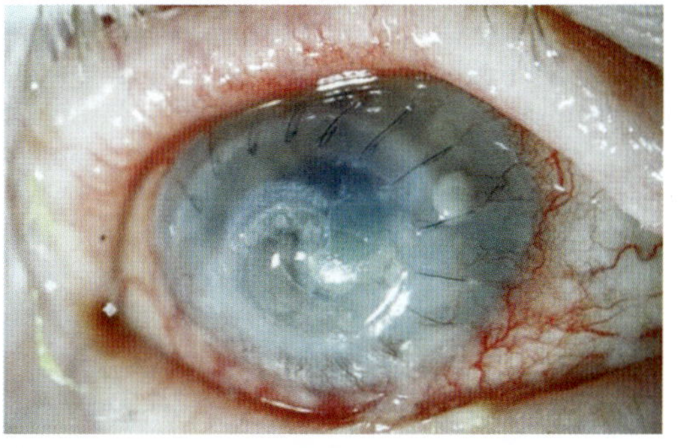

Abb. 8.3: Rezidiv eines Herpes-assoziierten Ulcus auf einer Keratoplasik des rechten Auges.

Literatur

Kanski JJ, Bowling B. Klinische Ophthalmologie, 7. Aufl. (2012). Urban & Fischer Verlag/Elsevier GmbH. Kapitel 6

Laskawi R, Roggenkämper P. Botulinumtoxin-Therapie im Kopf-Hals-Bereich (2004). Springer Medizinverlag GmbH. Kapitel 1 und 3

9. Botulinumtoxin-Injektionen in die Tränendrüse

Die Epiphora – das Tränenträufeln – entsteht durch ein Missverhältnis zwischen Produktion und Abtransport der produzierten Tränenflüssigkeit. Eine Überproduktion der Tränenflüssigkeit in der Tränendrüse, eine Tränenabflussstörung oder beides in Kombination können Ursache für eine Epiphora sein.

9.1. "Krokodils-Tränen"

Unter "Krokodils-Tränen" versteht man einen unkontrollierten einseitigen Tränenfluss bei Kaubewegungen und bei Aufnahme vor allem würziger, saurer und salziger Speisen. Der Name ist darauf zurückzuführen, dass bei Krokodilen, wenn sie ihr Maul sehr weit aufreißen, wie es z.B. bei der Nahrungsaufnahme der Fall ist, ein Druck auf die Tränendrüse hinter dem Auge ausgeübt wird, und so "Krokodils-Tränen" über die Wange laufen. Beim Menschen entstehen die Krokodilstränen im Rahmen einer Defektheilung einer Fazialisparese (z.B. idiopathischer Genese) als Folge einer Fehlleitung der parasympathischen sekretorischen Fasern vom Ganglion geniculi statt zu den Speicheldrüsen zur Tränendrüse.

Die betroffenen Patienten leiden unter dieser Epiphora auch psychisch, da sich nicht nur während des Essens die Augen mit Tränen füllen und bei weiterem Genuss die Tränen über die Wange abfließen, sondern auch appetitanregende Gerüche oder sogar der Gedanke an Essen in der Lage sind, das Tränen auszulösen. Eine chirurgische Intervention (z.B. Exstirpation der Tränendrüse, Blockade des Ganglion sphenopalatinum mit Lokalanästhetika oder Alkohol) stellt eine große Herausforderung dar (Wabbels et al. 2007).

Die Behandlung dieses sogenannten gusto-lacrimalen Reflexes mit Botulinumtoxin wurde erstmalig von Boroojerdi et al. 1998 durch eine transkutane Behandlung beschrieben, ein Jahr später stellte Riemann et al. 1999 die transkonjunktivale Injektionstechnik der Tränendrüse vor (Wabbels et al. 2007).

Botulinumtoxin reduziert die Freisetzung von Acetylcholin im präsynaptischen Spalt. Dadurch kommt es zu einer verminderten Stimulation der muskarinischen Rezeptoren und folglich zu einer verminderten Sekretion. Die Injektion von Botulinumtoxin in die Tränendrüse ist eine wenig invasive, nebenwirkungsarme und schnell durchzuführende Behandlung.

9.2. Praktische Durchführung

Nach ausführlicher Aufklärung des Patienten wird zunächst durch lokalanästhesierende Augentropfen die Bindehaut intensiv betäubt (beispielsweise alle 5 Minuten für 20 Minuten: ggf. kann man auch ein Wattestäbchen mit Lokalanästhetikum tränken, dies unter das temporale Oberlid platzieren und dort für 15 Minuten wirken lassen (☞ Abb. 9.1a+b).

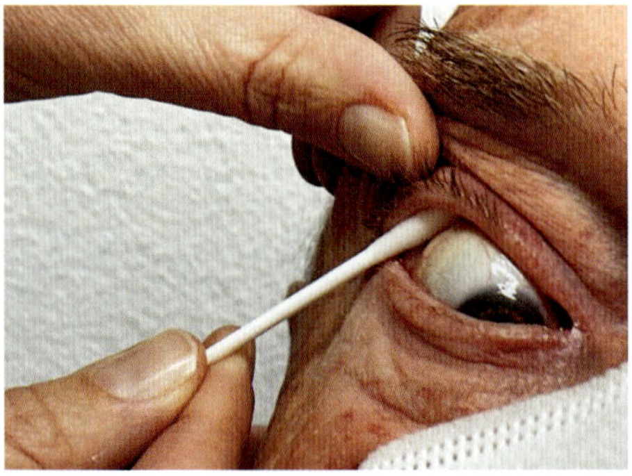

a

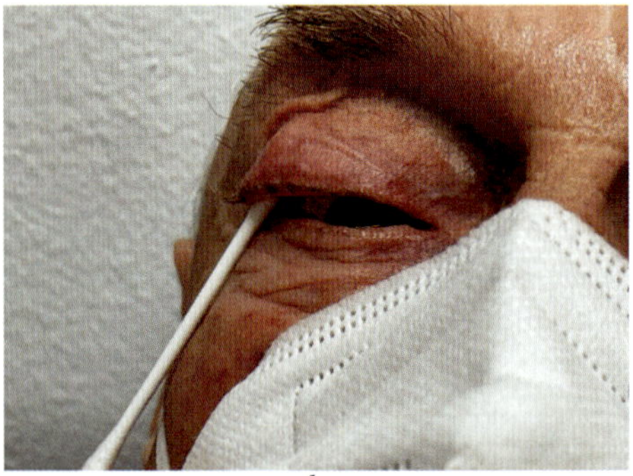

b

Abb. 9.1a+b: **a:** Einführen des mit Lokalanästhetikum getränkten Wattetupfers unter das temporale Oberlid; **b:** Unter dem temporalen Oberlid positionierter Wattetupfer.

Es bewährt sich eine Behandlung im Liegen. Bei Blick nach nasal unten wird das temporale Oberlid kräftig ektropioniert. Nun zeigt sich der untere Rand der Tränendrüse (☞ Abb. 9.2).

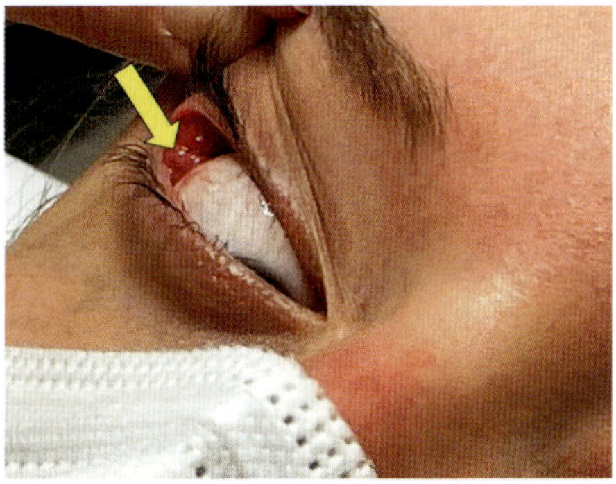

Abb. 9.2: Sichtbare palpebrale Tränendrüse bei Blick nach nasal unten.

Unter Sicht werden nun 2,5 IE Botulinumtoxin (bezogen auf Ona- bzw. IncobotulinumtoxinA, Auflösungsvolumen 100 IE/4 ml Kochsalzlösung, Injektionsvolumen 0,1 ml mit 30G-Kanüle (☞ Abb. 9.3a) axial entlang des palpebralen Teils der Tränendrüse ca. 0,5 cm tief injiziert, dabei empfiehlt sich eine Stichrichtung nach temporal oben (☞ Abb. 9.3b).

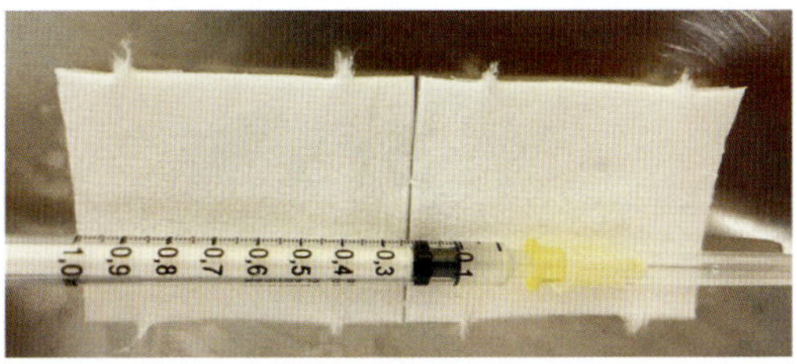

a

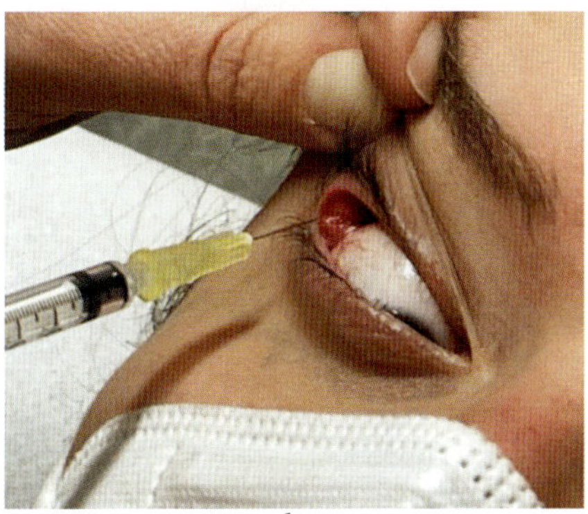

b

Abb. 9.3a+b: **a:** Spritze mit 0,1 ml aufgezogenem Botulinumtoxin; **b:** Injektion des Botulinumtoxins in die Tränendrüse.

Die Wirkung tritt nach zwei bis drei Tagen ein, und Studien zeigen, dass diese bis zu sechs Monate anhalten kann.

9.3. Nebenwirkungen

Auch wenn die transkonjunktivale Injektionstechnik weniger Nebenwirkungen als die transkutane aufweist (Wabbels et al. 2007), sollte eine umfassende Aufklärung erfolgen. Eine kurzzeitig auftretende Ptosis oder störende Doppelbilder sollten als mögliche Nebenwirkung erwähnt werden, da sie der störenden Epiphora entgegenstehen. Da die Tränendrüse sich aus einem palpebralen und einem orbitalen Teil zusammensetzt und durch die Botulinumtoxin-Injektion nur der palpebrale Teil teilweise ausgeschaltet wird, reicht die produzierte Tränenflüssigkeit in der Regel für die Benetzung der Oberfläche. Unterstützend gibt es noch akzessorische Tränendrüsen, die ohne Verbindung mit den Hauptdrüsen im Bereich der Übergangsfalten der Bindehaut eingebettet sind und für die Oberflächenpflege sorgen. Falls jedoch der Patient über ein trockenes Auge klagt, sind unkonservierte Tränenersatzmittel zusätzlich indiziert.

9.4. Botulinumtoxin bei anderen Erkrankungen mit Epiphora

9.4.1. Tränenabflussstörungen

Mechanische Tränenabflussstörungen können relativ (Stenose im Tränenwegssystem) oder absolut (Verschluss im Tränenwegssystem) auftreten (Förl et al. 2008). Mit Hilfe einer Tränenwegsspülung und/oder einer Dakryozystographie (Darstellung des ableitenden Tränenwegssystems mittels einer Röntgenkontrastmitteluntersuchung) kann man den genauen Ort der Stenose (prä- oder postsakkal) oder des Verschlusses diagnostizieren. Für die therapeutische Zuordnung ist es wichtig, ob man es mit einer Canaliculus-Stenose oder einer Ductus-Stenose zu tun hat. Je nach Lage kann das eine oder andere Operationsverfahren angewendet werden (z.B. endoskopische Tränenwegsoperation versus Dakryozystorhinostomie). Nicht alle Tränenwegsstenosen können jedoch operativ erfolgreich behandelt werden (z.B. bei ausgeprägten posttraumatischen Vernarbungen oder bei funktionellen Stenosen). Die störende Epiphora kann zu einer ausgeprägten Einbuße der Lebensqualität führen. Die Betroffenen können sich nicht schminken, da die Tränen das Makeup verwischen. Auch das Lesen wird durch den unterschiedlich stark erhöhten Tränenmeniskus deutlich erschwert. Die Patienten berichten über Probleme bei Handarbeiten oder sie fühlen sich beim Autofahren unsicher. Viele haben immer ein Taschentuch zur Hand, und wenn die Tränen die Wange herunterlaufen, wird ständig getupft. Ebenso kann es durch die Tränenflüssigkeit zu entzündlichen Hautveränderungen kommen. Mitmenschen reagieren mit Verwunderung oder auch Missverständnis hinsichtlich der störenden Epiphora. Die Patienten empfinden einen hohen Leidensdruck und aus Angst vor den Reaktionen der Mitmenschen schränken sie soziale Kontakte ein. Daher haben die Betroffenen häufig eine hohe Erwartungshaltung an den Augenarzt und es kann aufgrund der Komplexizität der Erkrankung schwierig sein, diesen Erwartungen immer gerecht zu werden.

Auch hier bietet die Botulinumtoxin-Injektion in die Tränendrüse in vielen Fällen eine therapeutische Option.

9.4.2. Meibomdrüsendysfunktion

Bei der Tränenfilminstabilität, die zu einer störenden Epiphora führen kann, spielt häufig die Meibomdrüsendysfunktion eine übergeordnete Rolle. Sie äußert sich durch ein eingedicktes Meibomsekret, eine überschießende Verhornung der Drüsenausführungsgänge und der sichtbaren Meibomdrüsenausführungsöffnung auf der Lidkante (Korbmacher et al. 2021). Therapiert wird diese mittels einer Lidrandpflege mit vorheriger Applikation von Wärme zur Verflüssigung des Meibomsekrets. Es ist sinnvoll im Verlauf auch antibiotische und ggf. kortisonhaltige lokale Medikamente in Erwägung zu ziehen. Das *Intense Pulsed Light* (IPL)-Verfahren oder die Meibomdrüsensondierung können ebenfalls unterstützend bei Tränenfilminstabilität helfen. Falls hier alle therapeutischen Maßnahmen versagen, und die störende Epiphora auf Wunsch des Patienten therapiert werden sollte, ist die Möglichkeit einer Botulinumtoxin-Injektion in die Tränendrüse ebenfalls ein vielversprechender Ansatz.

Literatur

Wabbels B, Förl M. Botulinumtoxin bei Überfunktion der Tränendrüse, spastischem Entropium und Oberlidretraktion bei endokriner Orbitopathie. Ophthalmologe. 2007;104(9):771-6.

Boroojerdi B, Ferbert A, Schwarz M et al. Botulinum toxin treatment of synkinesia and hyperlacrimation after facial palsy. J Neurol Neurosurg Psychiatry 1998;65:111-114.

Riemann R, Pfennigsdorf S, Riemann E, Naumann M. Successful treatment of crocodile tears by injection of botulinum toxin into the lacrimal gland: a case report. Ophthalmology 1999;106:2322-2324.

Förl M, Busse H. Basisdiagnostik bei Tränenwegserkrankungen. Ophthalmologe 2008;105:346-350.

Korbmacher JP, Geerling G. Therapie des trockenen Auges. Spektrum Augenheilkd 2021;35:177-194.

10. Spastisches Entropium

10.1. Krankheitsbild

Unter einem Entropium versteht man eine Einwärtsdrehung des Unterlides (sehr selten auch des Oberlides), mit daraus resultierendem Scheuern der Wimpern auf der Augenoberfläche, was zu Fremdkörpergefühl und Reizung von Hornhaut und Bindehaut führt (☞ Abb. 10.1). Ein Entropium ist eine häufige altersbedingte Veränderung aufgrund einer Erschlaffung des Bindegewebes der Haut und des Musculus orbicularis oculi. Insbesondere beim Lidschluss rutschen dann Teile des normalerweise flächig verteilten Musculus orbicularis oculi in Richtung Lidkante und drehen das Augenlid nach innen. Zum Teil wird der Begriff "spastisches Entropium" und "altersbedingtes Entropium" synonym verwendet. Manche Autoren bezeichnen jedoch mit dem Begriff "spastisches Entropium" auch nur ein Entropium, welches nach Entzündung, Reizungen oder Operationen entstanden ist, wobei die Ursache der Einwärtsdrehung des Unterlides durch Fasern des Musculus orbicularis oculi in allen Fällen die gleiche ist. Davon abzugrenzen sind Narbenektropien, die mechanisch durch Narbengewebe das Augenlid nach innen ziehen und das kongenitale Entropium. Beim altersbedingten oder spastischen Entropium ist aufgrund der allgemein guten Wirkung in der Regel eine operative Versorgung angebracht. In Fällen, in denen diese operative Versorgung jedoch nicht möglich oder nicht gewünscht ist, z.B. im Akutstadium oder bei Patienten in Pflegeeinrichtungen oder zur Überbrückung der Wartezeit auf eine Operation, kommt eine Botulinumtoxin-Injektion in Betracht. Diese führt in der Regel zu einer Linderung der Beschwerden über 3 bis 6 Monate (Lanzl et al. 2015).

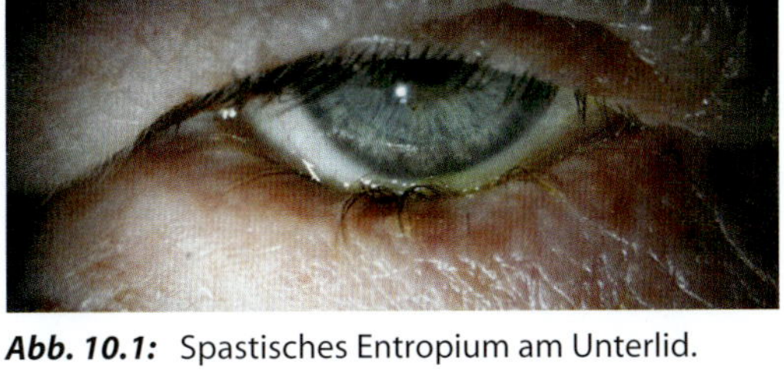

Abb. 10.1: Spastisches Entropium am Unterlid.

10.2. Durchführung der Botulinumtoxin-Injektion

Je nach Ausmaß des Entropiums werden pro Unterlid 5 bis 10 IE Botulinumtoxin (bezogen auf IncobotulinumtoxinA oder OnabotulinumtoxinA) verteilt auf zwei Injektionen verwendet. Dabei wird am Unterlid relativ lidkantennah einmal von außen und einmal von innen kommend die Nadel bis zur Mitte vorgeschoben und dann unter Injektion zurückgezogen, so dass sich hier das Volumen direkt auf Höhe des übergreifenden Muskels befindet (Wabbels et Förl 2007). Durch das Volumen des injizierten Botulinumtoxins kommt es in der Regel direkt volumenbedingt zu einer Auswärtsdrehung der Wimpern mit einer häufig sofortigen Symptombesserung. Die eigentliche Botulinumtoxin-Wirkung beginnt nach 2 bis 3 Tagen. Die Injektionen können wiederholt werden. Eine dauerhafte Wirkung lässt sich jedoch meist nicht erzielen, so dass langfristig in der Regel Operationen die zu bevorzugende Alternative sind. Nennenswerte Nebenwirkungen sind abgesehen von kleineren Hämatomen nicht zu erwarten. Dennoch müssen die Patienten immer auf die Gefahr einer Perforation hingewiesen werden. Falls eine Kombination aus essentiellem Blepharospasmus (☞ Kap. 3.) und spastischem Entropium besteht, kann die Injektion am Unterlid auch beim Blepharospasmus konfluierend durchgeführt werden.

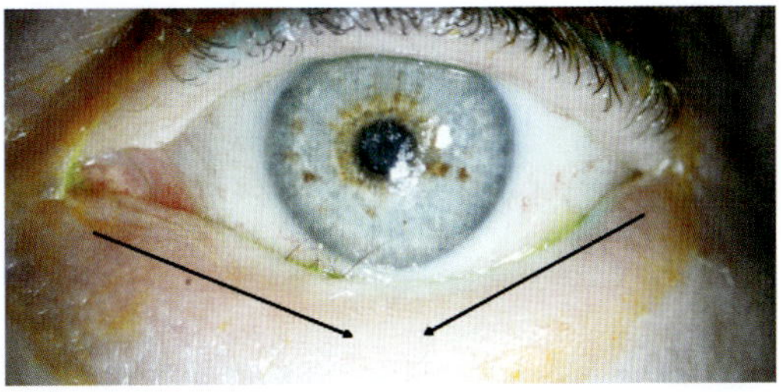

Abb. 10.2: Markierung der konfluierenden Injektionen von Botulinumtoxin am Unterlid zur Behandlung eines spastischen Entropiums, verwendet werden pro Injektion 2,5 bis 5 IE BoNT.

Literatur

Lanzl I, Merté R-L, Poimenidou M. Botulinum toxin injections for senile entropium. Klin Monbl Augenheilkd 2015;232(1):37-39.

Wabbels B, Förl M. Botulinumtoxin bei Überfunktion der Tränendrüse, spastischem Entropium und Oberlidretraktion bei endokriner Orbitopathie. Ophthalmologe 2007;104(9):771-776.

11. Faltenbehandlung

11.1. Historische Entwicklung der Faltenbehandlung

Die ersten therapeutischen Anwendungen von Botulinumtoxin erfolgten durch den amerikanischen Augenarzt A. Scott in San Francisco zur Behandlung von Strabismus (☞ Kap. 1.). Seitdem wird die Substanz zunehmend in der Augenheilkunde (z.B. Blepharospasmus), im neurologischen Fachgebiet (z.B. zur Behandlung von Blepharospasmus, chronischer Sialorrhoe, spastischem Torticollis oder Dystonien), in der Urologie (z.B. bei Detrusor-Sphinkter-Dyssynergie) sowie in der Gastroenterologie (z.B. bei Achalasie oder gesteigerter Aktivität des oberen Ösophagussphinkters) eingesetzt. Seit Carruthers und Carruthers erstmalig die Anwendung von Botulinumtoxin Typ A (BoNT/A) zur Behandlung der Zornesfalte beschrieben haben, hat die Behandlung mit BoNT/A einen ungeahnten Siegeszug auch in der Ästhetischen Medizin angetreten. So dass sich sogar umgangssprachlich das Adjektiv "gebotoxt sein" eingebürgert hat, wobei Botox® die Markenbezeichnung des Produktes eines Herstellers für Botulinumtoxin ist.

11.2. Indikationen in der kosmetischen Faltenbehandlung

Die Wirkweise von Botulinumtoxin beruht auf der temporären chemischen Denervierung der Übertragung des Impulses vom Nerv auf den Muskel in der neuromuskulären Endplatte, also am terminalen Axon cholinerger Neurone (Details ☞ Kap. 1.).

Daher können mit Botulinumtoxin sinnvoll nur Falten behandelt werden, deren Zustandekommen auf Muskelaktivität und nicht zum Beispiel auf Erschlaffung von kollagenem Gewebe, oder Verringerung von Fettgewebe beruht.

Solche sogenannten dynamischen Gesichtsfalten befinden sich hauptsächlich im oberen Drittel des Gesichts und im Bereich des Halses. Da sie durch Aktivität der mimischen Muskulatur entstehen, werden sie mimische Falten genannt im Vergleich zu statischen Falten, wie zum Beispiel der Nasolabialfalte, die sich beidseits senkrecht vom Nasenflügel zum Mundwinkel zieht. Diese statischen Falten entstehen, wenn die stützenden Fettdepots im oberen Gesichtsdrittel im Rahmen des Alterns abgebaut werden. Schwerkraftbedingt sinkt die Haut ein und bildet eine bisweilen tiefe, gebogene Furche zwischen Nase und Mund.

Mimische Gesichtsfalten sind seit der frühesten Kindheit vorhanden und durch Hyperaktivität der unter der Cutis liegenden Muskeln kann es schon im frühen Erwachsenenalter zur Persistenz dieser Falten kommen. Insbesondere die tiefen dynamischen Gesichtsfalten der oberen Gesichtshälfte wie Stirnfalten (Denkerfalten) durch Aktion des M. frontalis, Glabellafalten (Zornesfalten) durch kombinierte Aktion der M. procerus und corrugator supercilii , Querfalten im Bereich der Nasenwurzel (Häschenfalten) durch M. procerus, radiäre Falten im Bereich des lateralen Lidwinkels ("Krähenfüße") durch M. orbicularis oculi sowie infraorbitale Fältchen ebenfalls durch M. orbicularis oculi sind daher für die Therapie mit Botulinumtoxin geeignet (Darstellung der Muskeln ☞ auch Abb. 3.4).

Im Vergleich zur Anfangsphase der ästhetischen Faltenbehandlung mit Botulinumtoxin haben sich nicht nur die Indikationen, sondern auch die Ziele einer BoNT/A-Behandlung verändert: Ging es anfangs um die Minderung von Falten, verfolgt man inzwischen ein Gesamtkonzept, in dem die Harmonisierung des Erscheinungsbildes angestrebt wird. Ästhetisches Ziel ist weniger ein "junges", als vielmehr ein natürliches, frisches und lebendiges Aussehen, das sich Studien zufolge auch positiv auf das Selbstwertgefühl auswirkt.

11.3. Wirkmechanismus, Sicherheit und Kontraindikationen

Die Wirkung erfolgt am terminalen Axon cholinerger Neurone (☞ auch Kap. 1.). Der Wirkungseintritt erfolgt auch bei den ästhetischen Behandlungen in der Regel nach zwei bis sieben Tagen, mit einem Maximum nach 15 Tagen. Die Wirkdauer ist individuell sehr unterschiedlich. Die Angaben in der Literatur reichen von drei bis neun Monaten. Im Vergleich zur Wirkung am Muskel (drei bis sechs Monate) zeigt sich hierbei an den Schweißdrüsen eine deutlich verlängerte Wirkdauer (sechs bis zwölf Monate).

Während dieser Zeitspanne wird das Toxin intraneuronal von zelleigenen Proteasen gespalten und die Nervenendigungen erlangen ihre ursprüngliche Funktion zurück. Die Anwendung von Botulinumtoxin ist aufgrund seiner großen therapeutischen Breite relativ sicher.

In Deutschland stehen drei Präparate (Azzalure® der Firma Ipsen Pharma, Bocouture® der Firma Merz und Vistabel® der Firma AbbVie) zur ästhetischen Behandlung zur Verfügung. Pharmakologisch handelt es sich um die gleichen Präparate wie Dysport®, Xeomin® und Botox®. Für die Ästhetik werden sie jedoch von den Herstellerfirmen anders benannt.

Alle sind für die Behandlung der Glabellafalten zugelassen, inzwischen verfügen Bocouture® und Vistabel® auch über eine Zulassung zur Behandlung der Krähenfüße (☞ Abb. 11.1). Die Präparate der 3 verschiedenen Herstellern haben sich alle zur Behandlung der Glabellafalten in der Literatur als wirksam und sicher erwiesen. Dies gilt nicht nur kurzfristig, sondern auch für Langzeitbehandlungen. Zunehmend erscheinen für alle drei Präparate auch Publikationen über kontrollierte Studien im Bereich des *off-label use*, wie z.B. von Stirnfalten sowie zu selteneren Indikationen.

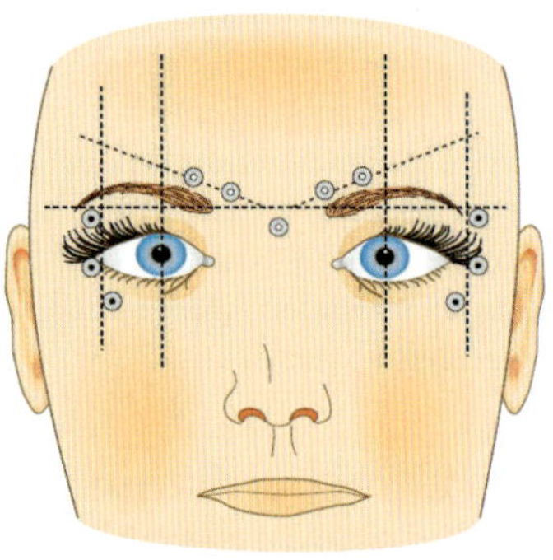

Abb. 11.1: *On-label*-Indikationen und Injektionspunkte: Glabellafalten ("Zornesfalten") und laterale Lidwinkelfalten ("Krähenfüße").

Bei der Behandlung und Dokumentation der Behandlung mit BoNT/A-Einheiten ist die Produktangabe erforderlich, da die Wirkung der Einheiten für Vistabel®, Bocouture® sowie Azzalure® nicht identisch sind. 1 IE Vistabel® oder Bocouture® entspricht hierbei 3-5 IE Azzalure®. Zur Faltenkorrektur werden Dosierungen bis 100 IE Vistabel® oder Bocouture® bzw. 300 IE Azzalure® pro Sitzung verwendet. Da sehr niedrige Konzentrationen, weit unterhalb toxischer Konzentrationen, verwendet werden, sind schwere Nebenwirkungen nicht zu erwarten.

Alle ästhetischen Behandlungen können nicht zu Lasten der Krankenkassen durchgeführt werden, sondern müssen vom Patienten selbst bezahlt werden.

▶ Kontraindikationen

- Erkrankungen der neuromuskulären Übertragung (zum Beispiel Myasthenia gravis, Lambert-Eaton-Syndrom)
- Allergien gegen Bestandteile der Lösung (zum Beispiel Albumin)
- Einnahme von Antibiotika kurz vor oder nach der Behandlung (Aminoglycoside verstärken die Wirkung)
- Einnahme von ASS bis 14 Tage vor der Behandlung erhöht die Blutungsneigung und Gefahr der Hämatombildung
- Infektionen im Bereich der Injektionsstellen
- Schwangerschaft und Stillperiode

11.4. Praktisches Vorgehen

Zur erfolgreichen Behandlung ist bei der Indikationsstellung eine exakte Analyse des Patientenwunsches und eine anschließend dem Patienten kommunizierte realistische Evaluation des erreichbaren Effektes nötig.

▶ Hilfreich dazu ist es, sich die gefühlten "Problemzonen" des Patienten mittels eines Handspiegels demonstrieren zu lassen. So können auch leicht die zu erwartenden realistischen Effekte direkt auf der Haut demonstriert werden.

▶ Auch die zu erwartenden Kosten für die Behandlung sollten vor Injektion besprochen werden.

▶ Anschließend erfolgt die schriftliche Aufklärung des Patienten sowie Unterzeichnung des Behandlungsvertrages.

▶ Eine Photodokumentation vor der Behandlung unter immer identischen Beleuchtungsbedingungen ist zu empfehlen.

▶ Die vorbereitende Auflage von eisgekühlten Kompressen zur Schmerzlinderung und Gefäßadstringenz ist optional möglich, gegebenenfalls Anwendung von lokalanästhetischer Creme vor der Injektion.

▶ Herstellen der fertigen Lösung:

Material: Trockensubstanz aus dem Kühlschrank, Verdünnung von 1 Ampulle OnabotulinumtoxinA oder IncobotulinumtoxinA (50 IE mit 1,25 ml NaCl) oder AbobotulinumtoxinA (125 IE mit 1,25 ml NaCl) (Stammlösung), Verteilung der Stammlösung auf 1ml-Insulinspritzen.
Cave: Denaturierung von Botulinumtoxin durch Aufschütteln oder Blasenbildung.

▶ Eventuell Einzeichnen der Injektionspunkte mit abwaschbarem Stift (zum Beispiel Kajalstift) während der Muskelkontraktion.

▶ Desinfektion der Injektionsstellen mit alkoholfreiem Antiseptikum.

▶ Injektionsnadel durch die mit den Fingern gespannte Haut in den Muskelbauch vorschieben, gegebenenfalls bis man auf das Periost stößt, minimal zurückziehen und injizieren (☞ Abb. 11.2 und 11.3).

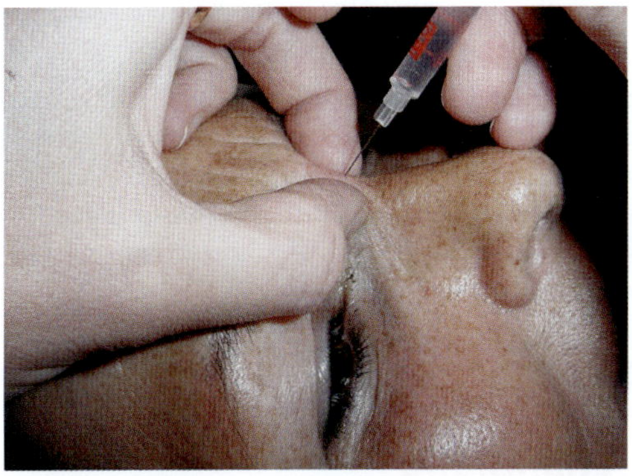

Abb. 11.2: Injektion in den M. procerus zur Behandlung der Glabellafalten und/oder der Häschenfalte.

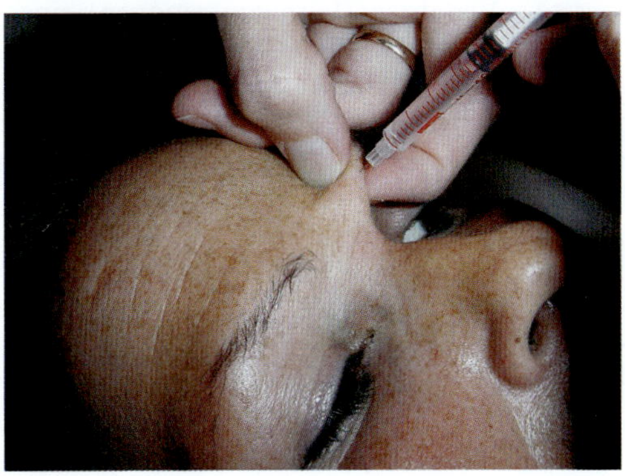

Abb. 11.3: Injektion in den M. corrugator supracilii links zur Behandlung der Glabellafalten.

▶ Injektionsmenge pro Injektionspunkt:

- Glabellafalten ("Zornesfalten"): 5-7 IE OnabotulinumtoxinA oder IncobotulinumtoxinA / 12-25 IE AbobotulinumtoxinA (☞ Abb. 11.4)
- Horizontale Stirnfalten ("Denkerfalten"): 1-2 IE OnabotulinumtoxinA oder IncobotulinumtoxinA / 3-5 E AbobotulinumtoxinA
- Nasenfalten ("Häschenfalten"): 1-5 IE Vistabel oder IncobotulinumtoxinA / 3-10 IE AbobotulinumtoxinA
- Laterale Augenfalten ("Krähenfüße"): 2-5 IE OnabotulinumtoxinA oder IncobotulinumtoxinA / 5-15 IE AbobotulinumtoxinA (☞ Abb. 11.5)
- Platysmafalten: 1-2 IE OnabotulinumtoxinA oder IncobotulinumtoxinA / 2-3 IE AbobotulinumtoxinA
- Empfohlene Maximaldosis pro Sitzung: 100 IE OnabotulinumtoxinA / 250 IE AbobotulinumtoxinA

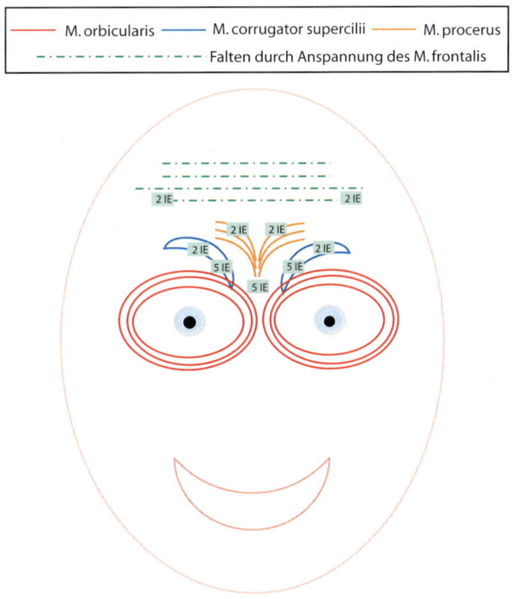

Abb. 11.4: Beispiel Dosierung zur Behandlung Glabellafalten, in Internationalen Einheiten (IE) der Produkte Bocouture® oder Vistabel®.

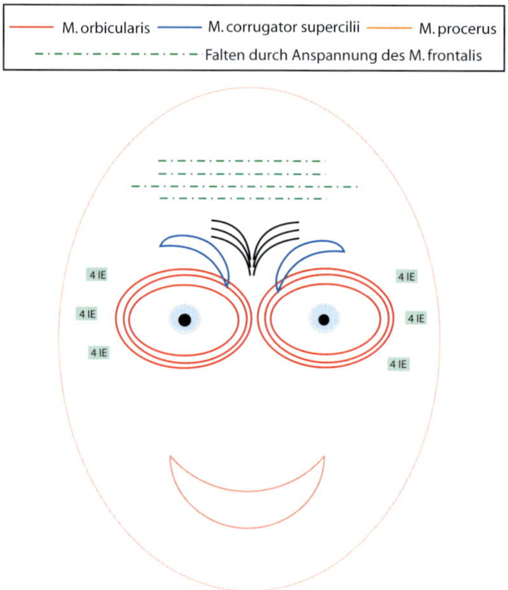

Abb. 11.5: Beispiel Dosierung zur Behandlung Lachfalten in Internationalen Einheiten (IE) der Produkte Bocouture® oder Vistabel®.

- Gegebenenfalls nach Injektion erneute Auflage von eisgekühlten Kompressen.
- Anweisungen nach der Injektion über vier Stunden aufrechte Körperhaltung, kein Massieren der Injektionsstelle, keine Sauna, viel Mimik.
- Unbedingt genaue Dokumentation der Injektionsorte und verabreichten Dosis am Besten auf einem graphischen Schema.
- Falls gewünscht: nach 14 Tagen erneute Fotodokumentation und gegebenenfalls Nachkorrektur.

11.5. Nebenwirkungen und Probleme

Lokale Nebenwirkungen der Anwendung von Botulinumtoxin bestehen im Auftreten von kleinen Hämatomen nach der Injektion, die je nach Lokalisation mit einer Häufigkeit von zwei bis zu 20 % angegeben werden. Hier hat sich die unmittelbar anschließende Kompression mit eisgekühlten Kompressen bewährt. Durch präparateabhängige Diffusion kann es in seltenen Fällen lokalisationsabhängig zu, nach drei bis sechs Monaten reversiblen, Lähmungen benachbarter Muskelgruppen kommen. Beispielsweise kann bei Behandlungen im Bereich des M. orbicularis oculi eine (in der Regel inkomplette) Ptosis auftreten.

Die Häufigkeiten dieser Komplikation werden mit 1-2 % angegeben. Eine weitere Komplikation, die durch sachgerechte Wahl der Injektionsstelle, nämlich lateral vom äußeren Kanthus mit einem Mindestabstand zur Orbitakante von 1 cm vermieden werden kann, besteht im Auftreten eines Ektropiums nach Therapie der lateralen Augenlachfältchen.

Zudem sollte eine Injektion unterhalb des Arcus zygomaticus vermieden werden, da sonst eine Affektion des M. zygomaticus major zu befürchten wäre, und dies könnte zu einem asymmetrischen Lächeln führen.

Bei einer störenden Ptosis können Apraclonidin-Augentropfen verwendet werden. Dabei handelt es sich um einen alpha-2-Agonisten, der bei der topischen Applikation am Auge direkt auf den Müllermuskel wirkt und eine geringfügige Verbesserung der Lidhebung zur Folge haben kann.

Durch Muskelbiopsien bei Patienten, die über sieben Jahre mit Botulinumtoxin behandelt wurden, konnte gezeigt werden, dass sich keinerlei Zeichen von permanenter Muskeldegeneration nachweisen ließen. Weiterhin konnten bei diesen Patienten keine Antikörper gegen Botulinumtoxin nachgewiesen werden.

11.6. Einsatzgebiete verfügbarer Verfahren der Faltenbehandlung

Zur Behandlung dieser tiefen Falten etwa an der Stirn oder Glabella werden alternativ am ehesten operative Verfahren (Liftingoperationen) eingesetzt, die aber abgesehen von Komplikationen durch Anästhesie, Hämatom-, Ödem- und Narbenbildung bei eventueller Überkorrektur eine bleibende mimische Ausdrucksverminderung zur Folge haben können und nicht so viele Modifikationsmöglichkeiten bieten, wie der Einsatz von Botulinumtoxin. Augmentationsverfahren mit Hyaluronsäure, Kollagen und Eigenfett eignen sich eher für oberflächliche bis mitteltiefe Falten, wie etwa periorale Falten und Nasolabialfalten. Jedoch lassen sich diese Verfahren gut mit dem Einsatz von Botulinumtoxin kombinieren, wobei nach den Erfahrungen der Autoren ein Injektionsabstand von 8 bis 14 Tagen eingehalten und die Therapie mit Botulinumtoxin der Gewebeaugmentation vorangestellt werden sollte.

Peeling-Verfahren, wie auch eine Erbium-YAG-Laser-Therapie eignen sich nach unserer Erfahrung und nach Auswertung der Literatur besser für oberflächliche bis mitteltiefe Falten so genannten "Knitterfältchen" und zur Behandlung von solaren Elastosen wie zum Beispiel Elastosis actinica oder Morbus Favre-Racouchot. Diese Verfahren lassen sich jedoch gut mit der Anwendung von Botulinumtoxin kombinieren.

Der CO_2-Laser ist geeignet, ausgeprägtere Falten zu behandeln. Die Tiefe der thermisch bedingten Nekrosezone beträgt allerdings das Zwei- bis Vierfache der sichtbaren Eindringtiefe des Lasers.

Außer der mechanischen Abtragung kommt es hier hitzebedingt zu einer Kontraktion der Kollagenfibrillen ("*collagen shrinking*") und somit zu einer Hautstraffung. Der CO_2-Laser wird jedoch eher zur flächenhaften Faltentherapie bei ausgeprägter Elastose eingesetzt. Er zeigt im Vergleich zur Anwendung von Botulinumtoxin eine wesentlich höhere Komplikationsrate und der Patient ist nach dem Eingriff für Wochen in der Durchführung seiner normalen Lebensgewohnheiten eingeschränkt.

Ein weiterer Vorteil der Faltenbehandlung mit Botulinumtoxin gegenüber Peeling- und Laserverfahren liegt in der Unabhängigkeit vom Hauttyp. Bei dunklen Hauttypen (ab Hauttyp 3 nach Fitzpatrick) kommt es sowohl bei Peeling- als auch bei Laseranwendungen häufig zu Pigmentierungsstörungen, während es durch die intramuskuläre Injektion von Botulinumtoxin zu keiner Manipulation im Bereich der Epidermis kommt.

11.7. Abgrenzung alternativer Verfahren zu Botulinumtoxin

▶ Botulinumtoxin

- Horizontale Stirnfalten, Glabellafalten ("Zornesfalten"), laterale Augenfalten ("Krähenfüße"), Nasenrückenfalten, Platysmafalten
  - Vorteile: geringe Komplikationsrate, geringer Materialaufwand, leichte Wiederholbarkeit
  - Nachteile: Effekt nur für 3 bis 9 Monate

▶ Peelingverfahren / Erbium-YAG-Laser

- Oberflächliche bis mitteltiefe Falten
- Behandlung solarer Elastosen
  - Vorteile: lang anhaltender Effekt, flächenhafte Anwendung
  - Nachteile: Materialaufwand, höhere Komplikationsrate (posttherapeutische Erythemphase), Pigmentierungsstörungen

▶ CO_2-Laser

- Flächenhafte Faltentherapie bei ausgeprägter solarer Elastose
  - Vorteile: lang anhaltender Effekt, flächenhafte Anwendung
  - Nachteile: ausgeprägt lange posttherapeutische Erythemphase, Pigmentierungsstörungen, Narbenbildungen

▶ Augmentationsverfahren (Hyaluronsäure-, Eigenfett- oder Kollagenunterspritzung)

- Oberflächliche bis mitteltiefe Falten
  - Vorteile: Therapie auch in Regionen möglich, die für Botulinumtoxin eine Kontraindikation darstellen
  - Nachteile: Effekt nur 6 bis 24 Monate, mögliche Fremdkörpergranulome (bei Kollagen), ungleichmäßige Faltenkorrektur

▶ Operative Verfahren ("*Facelift*")

- Korrektur von tiefen dynamischen Gesichtsfalten (weitgehend gleiche Indikationsgebiete wie Botulinumtoxin)
  - Vorteile: lang anhaltender durchgreifender Effekt
  - Nachteile: Narkoserisiko, Hämatom- und Narbenbildung, weniger Modifikationsmöglichkeiten im Vergleich zu Botulinumtoxin, Gefahr einer bleibenden mimischen Ausdrucksverminderung

■ Zusammenfassung

Bei erfahrenem Anwender mit guten anatomischen Kenntnissen der zu behandelnden Region, kritischer Indikationsstellung, fachgerechter Aufklärung und Applikation ist die Anwendung von Botulinumtoxin ein effektives und sicheres Verfahren in der Behandlung von dynamischen mimischen Falten, insbesondere im Bereich der oberen Gesichtshälfte, welches sowohl als Monotherapie bei rechtzeitiger Indikationsstellung als auch als Ergänzung zu den dargestellten therapeutischen Alternativen bei sehr tiefen, lange bestehenden Falten zu sehen ist.

12. Weitere Therapiemöglichkeiten und Zukunftsperspektiven

12.1. Traumatische und chirurgische Gesichtswunden

Bei chirurgischen und traumatischen Gesichtswunden ist nach Wundversorgung eine funktionell und ästhetisch ansprechende Wundheilung das Ziel. Im Gesichtsbereich ist dabei durch eine mehr oder weniger ausgeprägte Mimik mit dadurch bedingtem permanenten Zug an den Wundrändern eine Ruhigstellung der Wunden erschwert. Ziel einer Botulinumtoxin-Therapie im Wundbereich ist es daher, den Zug auf die Wundränder durch Reduktion der Muskelaktivität um die Wunde herum zu reduzieren und damit die Wundheilung zu verbessern. Es gibt mehrere, allerdings meistens relativ kleine Fallserien (Übersichten in Guo et al. 2020; Yue et al. 2022), aktuell auch erste kleinere randomisierte Studien (Huang et al. 2019; Kim et al. 2019). Dabei können sich jedoch insbesondere traumatische Wunden sehr verschieden darstellen und auch die Applikationsmuster und -mengen von Botulinumtoxin waren in den verschiedenen Studien verschieden, so dass die Studien schwierig miteinander zu vergleichen sind.

Auch bezüglich Menge und Zeitpunkt der Botulinumtoxin-Applikation besteht noch kein Konsens. Die Dosierungen lagen meist bei 5 bis 10 IE Botulinumtoxin pro cm Wundlänge, die meist in 3 bis 5 mm Abstand vom Wundrand injiziert wurden, zum Teil wurden aber auch nur Gesamtdosierungen angegeben (Huang et al. 2019; Kim et al. 2019; Guo et al. 2020). In den meisten Studien wurde das Botulinumtoxin zwischen der unmittelbar postoperativen Periode bis zu einer Woche nach Wundversorgung injiziert, zum Teil aber auch schon präoperativ oder bis zu 10 Tage später (Yue et al. 2022).

Auch bei der Behandlung von Keloiden und hypertrophierten Narben scheint ein Einsatz von Botulinumtoxin die Symptome zu lindern und die Narben tendenziell abzuflachen, auch wenn systematische Studien bisher fehlen (Sohrabi et Goutos 2020).

Obgleich die Ergebnisse noch nicht ganz eindeutig sind, so zeigt sich doch zumindest eine Tendenz zur verbesserten Wundheilung nach Applikation von Botulinumtoxin in Bezug auf Breite der Wunden, Hypertrophie und Farbveränderungen, so dass zumindest bei größeren und unter Spannung stehenden Wunden im Stirn-, Wangen- oder Kinnbereich eine Botulinumtoxin-Injektion in Betracht kommt (*off-label*).

12.2. Fazialisparese

Eine Fazialisparese kann durch veränderte Mimik und Gesichtsasymmetrie zu großen funktionellen aber v.a. auch psychosozialen Problemen bei den betroffenen Patienten führen. Bei akuten Fazialisparesen wird falls erforderlich eine protektive Ptosis zum Schutz der Hornhaut bei ausgeprägtem Lagophtalmus eingesetzt (☞ Kap. 8.).

Bei chronischer Fazialisparese können Botulinumtoxin-Injektionen zur Verbesserung der Gesichtssymmetrie bei Synkinesien (☞ Kap. 5.), zur Verbesserung des Lidschlusses bzw. zur Induktion einer protektiven Ptosis (☞ Kap. 8.) und zur Behandlung von Krokodils-Tränen nützlich sein (☞ Kap. 9.).

Noch nicht ganz eindeutig ist die Lage bei der akuten Fazialisparese: Botulinumtoxin-Injektionen in die gesunde Seite könnten zur Verringerung der Gesichtsasymmetrie beitragen und die Lebensqualität der Patienten dadurch verbessern. Ob Injektionen in die **nicht** betroffene Seite zu einer schnelleren Regenerierung der betroffenen Gesichtshälfte führen, indem die Patienten durch verstärkte Aktivierung der Muskeln der nicht betroffenen Gesichtshälfte auch die betroffene Gesichtshälfte aktivieren und somit die Regeneration unterstützen, ist anhand der vorhandenen Studien noch nicht eindeutig zu bewerten (Cabin et al. 2015; Hamidian et al. 2021).

12.3. Andere Applikationsformen von Botulinumtoxin

Bisher muss Botulinumtoxin im Augen- und Gesichtsbereich injiziert werden, da das Botulinumtoxin nicht die Haut durchdringen und das Zielorgan Muskel erreichen kann. Botulinumtoxin kann demgegenüber Schleimhäute direkt durchdringen, wie eine Studie mit Botulinum-getränkten Nasentampons bei vasomotorischer Rhinitis zeigen konnte (Rohrbach et al. 2009).

Bei der Hyperhydrose (verstärktes Schwitzen an Hand- oder Fußflächen oder im Achselbereich) werden Botulinumtoxin-Injektionen seit Jahren erfolgreich angewendet, sind allerdings durch die Vielzahl der benötigten Injektionen recht schmerzhaft. In Studien konnte Botulinumtoxin gemischt mit einem Lokalanästhetikum mit Hilfe eines Dampfstrahl-Injektionsgeräts direkt unter hohem Druck ohne Injektionen in die Hand, Fuß und Achselflächen aufgebracht werden (Iannitti et al. 2014; Vadeboncoeur et al. 2017). Dies ist jedoch im Augen- und Gesichtsbereich aufgrund der Verletzungsgefahr am Auge nicht sinnvoll einsetzbar. Daher sind aktuell weiter Injektionen im Augen- und Gesichtsbereich zur Applikation des Botulinumtoxins erforderlich.

Weitere Forschungsvorhaben konzentrieren sich auf das Design neuer Botulinumtoxine mit verschiedenen Wirkstärken und Wirkdauern. So könnte zukünftig eine Injektion eine längere Wirkdauer haben, so dass pro Jahr weniger Injektionen erforderlich wären.

12.4. Ausblick

Botulinumtoxin hat seit der ersten medizinischen Anwendung durch Alan Scott in den letzten 50 Jahren ausgehend von der Augenheilkunde einen Siegeszug durch fast alle Bereiche der Medizin genommen und jedes Jahr gibt es weitere neue Einsatzbereiche.

Eine neue bereits zugelassene Indikation im Gesichtsbereich ist die Sialorrhoe (verstärkter Speichelfluss) bei neurologischen Erkrankungen bei Erwachsenen wie beispielsweise M. Parkinson, nach Schlaganfall oder bei amyotropher Lateralsklerose (ALS) und bei Kindern und Jugendlichen aufgrund neurologischer Erkrankung/Entwicklungsstörung (Jost et al. 2019; Berweck et al. 2021). Die regelmäßigen Injektionen von Xeomin® werden in die Speicheldrüse durchgeführt (Jost et al. 2019), vergleichbar zu den in Kap. 9. gezeigten Injektionen in die Tränendrüse. Dies kann die Lebensqualität dieser neurlogisch häufig schwer beeinträchtigten Patienten deutlich erhöhen.

Tierexperimentelle Untersuchungen konnten zusätzlich zeigen, dass Botulinumtoxin Drüsen auch vor Bestrahlungsfolgen schützen kann, wenn die entsprechende Drüse vor der Bestrahlung mit Botulinumtoxin injiziert wurde (Teymoortash et al. 2009; Zeidan et al. 2016). Erste Untersuchungen an Menschen konnten dies bereits für hohe Botulinumtoxin-Dosierungen bestätigen (Mueller et al. 2022).

Wir sind gespannt, was die nächsten 50 Jahre Botulinumtoxin-Forschung und Entwicklung noch zum Wohle möglichst vieler Patienten beitragen können.

Literatur

Berweck S, Bonikowski M et al. Placebo-Controlled Clinical Trial of IncobotulinumtoxinA for Sialorrhea in Children: SIPEXI. Neurology 2021;97(14):e1425-1436.

Cabin JA, Massry GG et al. Botulinum toxin in the management of facial paralysis. Curr Opin Otolaryngol Head Neck Surg 2015;23(4):272-280.

Guo X, Song G et al. Efficacy of botulinum toxin type A in improving scar quality and wound healing: A systematic review and meta-analysis of randomized controlled trials. Aesthet Surg J 2020;40(5):NP273-NP285.

Hamidian Jahromi A, Konofaos P. Contralateral facial botulinum toxin injection in cases with acute facial paralysis may improve the functional recovery: Where we stand and the future direction. World J Plast Surg 2021; 10(2): 89-92.

Huang RL, CK Ho et al. Early postoperative application of botulinum toxin type a prevents hypertrophic scarring after epicanthoplasty: A split-face, double-blind, randomized trial. Plast Reconstr Surg 2019;144(4):835-844.

Iannitti T, Palmieri B et al. A preliminary study of painless and effective transdermal botulinum toxin A delivery by jet nebulization for treatment of primary hyperhidrosis. Drug Des Devel Ther 2014;8:931-935.

Jost WH, Baumer T et al. Therapy of sialorrhea with botulinum neurotoxin. Neurol Ther 2019;8(2):273-288.

Jost WH, Friedman A et al. SIAXI: Placebo-controlled, randomized, double-blind study of incobotulinumtoxinA for sialorrhea. Neurology 2019;92(17):e1982-e1991.

Kim SH, Lee SJ et al. Clinical trial to evaluate the efficacy of botulinum toxin type A injection for reducing scars in patients with forehead laceration: A double-blinded, randomized controlled study. Medicine (Baltimore) 2019;98(34):e16952.

Mueller J, Langbein T et al. Safety of high-dose botulinum toxin injections for parotid and submandibular gland radioprotection. Toxins (Basel) 2022;14(1).

Rohrbach S, Junghans K et al. Minimally invasive application of botulinum toxin A in patients with idiopathic rhinitis. Head Face Med 2009;5:18.

Sohrabi C, Goutos I. The use of botulinum toxin in keloid scar management: a literature review. Scars Burn Heal 2020;6:2059513120926628.

Teymoortash A, Muller F et al. Botulinum toxin prevents radiotherapy-induced salivary gland damage. Oral Oncol 2009;45(8):737-739.

Vadeboncoeur S, Richer V et al. Treatment of palmar hyperhidrosis with needle injection versus low-pressure needle-free jet injection of onabotulinumtoxin A: An open-label prospective study. Dermatol Surg 2017; 43(2):264-269.

Yue S, Ju M et al. A systematic review and meta-analysis: botulinum toxin a effect on postoperative facial scar prevention. Aesthetic Plast Surg 2022;46(1):395-405.

Zeidan YH, Xiao N et al. Botulinum toxin confers radioprotection in murine salivary glands. Int J Radiat Oncol Biol Phys 2016;94(5):1190-1197.

Index

O

P

R

S

T

U

V

W

Z